こうすれば不安や恐怖は改善できる

パニック障害からの快復

シャーリー・スウィード
シーモア・シェパード・ジャフ 著
香川由利子 訳

筑摩書房

序文

パニック発作を抑えるための新薬が登場した当初、万能薬が出たかのように歓迎されました。そのおかげでより自由に動き回れるようになったからです。鋭敏化——恐怖——回避というサイクルが壊れるまで出かけるのが怖かった場所に、パニック発作を心配せず繰り返し行けるようになったのです。

この方法は多くの患者に有効でしたが、代償も伴いました。まず、薬物療法から不快な副作用を受けた人がいました。また、薬物療法をやめたあとの再発率は非常に高く、かなりのケースでパニック発作の再発が見られました。

それでも多くの医者は依然として、暴露療法より先に、まず薬物療法でパニック発作を抑えています。それはただ単に、ほかの方法をまったく知らないからです。薬に頼らなくてもパニック発作を抑え、体質を改善できるということに、気づいていないのです。

私がみなさんに本書のプログラムをご紹介するのは、そんなわけです。このプログラムはパニック発作に苦しむ人のために、薬物療法に代わる実用的な方法を提案するものです。このプログラムを実践すると、薬がもたらすかもしれない危険な作用を受けずにパニック発作を抑えられます。

私は医者です。医学教育を受けてきましたし、薬自体に反対を唱えているのではありません。必要なときには薬を処方します。でも、もし薬を用いなくても、自然な方法で快復できるというのなら、そのほうがはるかにいいのではないでしょうか？

医学博士　シーモア・シェパード・ジャフ

読者のみなさんへ

自己紹介をさせてください。私はシャーリー・アンナ・スウィード、パスグループの設立者です。

パスグループとは「パニック発作に苦しむ人をサポートするグループ」（Panic Attack Sufferers' Support Group）の頭文字をとったもので、同時に「私たちは助けられた。今度は私たちがこの方法をほかの人々に伝える番だ《パス・アロング》」という意味でもあります。この組織が発足した次第をお話ししましょう。

私は何年ものあいだ周期的なパニック発作に悩まされていました。でも、快復方法を見つけたのです。私は大勢の人々がかつての自分のように苦しんでいるのを知り、手助けをしたいと思いました。当時、周期性パニック発作の問題は医療関係者のあいだで今日ほどよく知られておらず、また一般にも広く知られていませんでした。ある日、私は地域の新聞に小さなお知らせを載せました。応じてきた人々の中には、自宅に引きこもっている人もいました。そこで私は「家庭訪問」を始めたのです。助けを求める人たち全員を戸別訪問することができなくなってからは、電話を通して励ますようになりました。

それがきっかけで、パニック発作に苦しむ人々のための電話相談サービスをする、というアイディアが生まれました。ホットラインではなく、三カ月のコースにしました。私の方法の予防的な面を重視したのです。一九八一年にはパスグループ株式会社として正式に法人となりました。二人の友人（彼らも私が手助けしてパニック発作から快復した人たちです）と私が、最初のカウンセラーになりました。

本書ではパスの全プログラムと、これに参加した何人かについて紹介しています。つまり、これは私一人の話ではありません。私たちの話なのです。

私と同じようにパニック発作を抱えてきた人なら、おそらく自分はひとりぼっちで、自分がどう感じているか、どんな苦労をしてきたかはだれにもわからないと思っているでしょう。でも、それは間違いです。どれほど奇妙で恐ろしい症状に思えても、私たちもすべてを同じように経験してきたのです。あなたは、パニック障害という問題に打ち負かされているのは、自分が弱いからだと思っているかもしれません。おそらく、この問題と戦って克服するべきだ、こんな状態のまま「ほうっておいて」はいけないと思っていることでしょう。でも、それも間違いです。ときには、ひどい一日を切り抜けるだけで、この発作を経験したことのない人には想像もできないほどの勇気が必要になります。

戦いと言うなら、あなたはずっと戦ってきたのです。ただ正しい武器を持っていなかっただけです。緊張し、歯を食いしばり、「ああ、今度はパニック発作なんて起こすものか」と自分に言い聞かせたりすると、火に油を注ぐだけです。

では、どうすればいいのでしょう？　武器はなんでしょう？　このようなことを現にあなたがしているのなら、どうやってやめればいいのでしょう？　本書を読めばその答えが見つかります。いいですか、あなたが自分の症状をどれほど絶望的だと思っているとしても、そんなことはありません。あなたは今や、あなたの悩みや苦労を理解できる人々のネットワークに属しているのです。そして私たちは、私たちの場合と同じようにあなたのための治療法もあることを知っています。

『パニック障害からの快復』は、一九八七年に私が書いたものを改訂し、さらに多くの情報と、プログラムを実行する際の、より実用的な方法を盛り込みました。一つだけつけ加えておきますと、この総合的な方法を試してみて続けていけば、あなたも驚くほどの成果が得られることでしょう。

成功と幸運を。

心から　シャーリー・アンナ・スウィード

パニック障害からの快復　目次

この本を、亡きクレア・ウィークス博士と、
パスグループのプログラムを通して出会った素晴らしい人々に捧げます。
こうした出会いがなければ、本書が書かれることはなかったでしょう。
特に、初版の編集者であるキャロル・ホール、
エージェントのルイーズ・ゴール、
そして改訂版の編集者エレン・エドワーズに感謝します。

第一部

内側からやってくる恐怖

パニック発作とは何か?

アメリカでは、パニック発作は最もよく見られ、そして最も治療しやすい「精神的健康の問題」です。でも、パニック発作とは正確には何でしょう?

簡単に言えば、突発的で短時間の激しい恐怖、「空が落ちてくる」ような感じです。たとえば、ある女性はパニック発作を次のように描写しています。

突然、はっきりした理由はまったくないのに、今にも死にそうな感じに襲われるのです。何か恐ろしいことが起きようとしているような感じです。本当に大急ぎでその場から逃げ出したくなってしまうのです。胸がドキドキして、息ができないような気がして、無理やり呼吸しようとします。そして呼吸亢進《こうしん》が始まります。手が震え、足の力が抜けてゼリーになってしまったような感覚がします。ありとあらゆること、たとえば、心臓発作なのかもしれないとか、気が狂ってしまうのではないかとかが胸をよぎります。何が起こっているのかわからず、本当に恐ろしいのです。

おそらくいちばん恐ろしいのは、周囲に自分を脅かしたり、危険だったりするものは何もないのを知っ
ているということでしょう。だれかが銃を手にして襲いかかってくるわけではありません。だから、

たぶん心臓発作だろうと思い込むのです（だって、こんなに動悸が激しいのだから！）。あるいは「抑えがきかなくなった」、頭がおかしくなってしまったのだと思います。人に知られたら病院に監禁されるかもしれない、だから秘密にしておこう。そしてこのことはあなたの一大秘密になるのです。

あなたは避けるすべを身につけます。「たぶん、あそこに行かなければ、あれは起こらないだろう」。最後にはなぜそこに行かないのかについて、言い訳をでっち上げてしまうのもよくあることです。だって、第三者にどう説明すればいいのでしょう？　こうして回避するパターンができ上がり、そのうちに習慣になります。それでもこれは当然の成りゆきであり、慎重で、感受性の強い人にならだれにでも起こりうることなのです。

オーストラリアの医師で、パニック発作治療のパイオニア、故クレア・ウィークス博士は、その著書『広場恐怖症の簡単で効果的な治療法』（未訳）にこう書いています。「（一定の刺激に敏感になる）鋭敏化は衝撃的であることが多く、自信はすぐにぐらつきます。広場恐怖症の人から聞いたところによれば、そこまで影響を受けるからといって、必ずしも依存心の強いタイプの人というわけではありません」。

（「広場恐怖症」とは、パニック発作を起こすのではないかと恐れて、ある特定の場所や状況を避ける傾向をいいます。「パニック障害」は繰り返しパニック発作を起こすことをさします。このふたつの用語はほぼ同じ意味で使われることが多いようです。）

いったい何が原因なのでしょう？　なぜ、こうしたパニック発作は「だしぬけに」（多くの人々はそう表現しています）やってくるのでしょう？

「パニック発作はだしぬけにやってくるものではない」というのが答えです。概してパニック発作は次のようなことから始まります。

1　パニック発作が起こる前のある一定期間、「過剰な」ストレスがある場合（手術や難産などの肉体的ストレス、あるいは失業や離婚などといった精神的なストレスの場合も含まれるでしょう）。

2　「健康を害している」場合。つまり、栄養不足で、抱えているストレスの負荷を受け止められる体調ではないとき。

これら二つの状況が重なると、一時的に体質が変わるとともに、神経系の刺激への感度が変化し、多くの不快な症状を引き起こします。その不快な症状、心臓の動悸、頭がフワッと浮く感じ、ふらつき、「現実にここにいるような気がしない」という感覚を、私たちは普通、恐怖と結びつけるのです。

その上に三つ目の要因が加わります。つまり、そうした症状に注意を集中し、心配しはじめると、当然のことながらますます悪化していくのです。

正常な人々の多くが、ある程度のパニックをときどき経験しています。それは、思春期や更年期の始まりのようなホルモン変化の時期や、猛勉強しすぎたとき、過激なダイエットに走ったときなどに起こるかもしれません。

でも、そうした感覚や症状を気にしないでいると、いつかは身体が「元に戻ります」。時間が癒してくれる、とよく言うように、抱えているストレスがどんなものであっても、遅かれ早かれ過ぎ去ってしまいます。あるいは、順応できるようになります。でも、なかには自分の症状について思い悩みつづける人もいます。彼らは自分の身体に適切なケアをせずに、医者から医者へと駆け回って、魔法のようによく効く治療法を探すのです。パニック発作は精神障害なのだろうか、あるいは深刻な病気の確かな徴候ではないだろうか、とひそかに心配していると発作は繰り返し起こります。それは自分の身体に快復するチャンスを与えていないからです。

しばらく前、私（シャーリー）はある女性から打ち明け話を聞きました。彼女が言うには、十五年ほど前、スーパーマーケットで買い物をしていたとき、突然、ひざの力が抜けて手が震えだし、胸がドキドキしてきたそうです。彼女は品物を積んだカートを放り出し、店を飛び出しました。次にまたスーパーに行った時にも、同じことが起こりました。それも、もっとひどいのが。

その日の夜、彼女はかかりつけの医者のところへ行きました。その医師は、たまたま家族の古くからの友人でした。彼は注意深く診察してから言いました。「ベティ、君はどこも悪くないよ。ただ疲れているだけだ。休養が必要だ」。彼は身体によい食べ物と少しのビタミン剤をとり、運動をするように指示して彼女を家に送り届けました。それに、気分がよくなるまでは混んだスーパーには行かず、あまり人のいない時間帯に買い物をするように、とも忠告しました。

彼女はその忠告に従い、状況はすぐに正常に戻りました。結局、彼女は混んだ時間帯にも買い物できるようになったのです。そして二度とふたたびそんな経験はしていません。今では、ジョギングをし、よく食べ、仕事を楽しんでいます。しかし、彼ほど賢明でものわかりのいい医師でなかったら、彼女はおそらく何年も治療を続けていたでしょう。

あなたはたぶん、こう思うかもしれません。「治療がそんなに簡単なら、どうしてこんなに多くの人が苦しんでいるのだろう？　それになぜパニック発作が二十年、三十年、あるいはそれ以上続いたりするのだろう？」。

トラブルに陥るのは、抜け出すよりも簡単だ、というのがその答えです。

絶えず恐怖とストレスにさらされていると、体質が変化します。身体はストレス物質を作り出すスピードを上げます。あなたの要求に追いつこうと最善を尽くしているのです。でも、ストレス物質が作り出されれば作りだされるほど酸素やある種の栄養素、ビタミン、ミネラルなどが身体には必要となります。心配ばかりしてきちんと食事をしないでいるとしたら、こうした栄養素をどこからとり入れられるのでしょう？　不健康な習慣（お粗末な心構えと対になったもの）は一度身についてしまうと、いつまでも続くようになるものです。つまり悪循環が起こるのです。このプロセスを逆転する行動を起こさないかぎり、抜き差しならない羽目に陥ってしまいます。

本書では、快復のためのプログラムを紹介します。どうすればそんな行動を起こすことができるのか、このプログラムを読めばそれがわかります。

パニック障害（広場恐怖症）と「単なる」恐怖のちがい

重要なのは、パニック障害といわゆる単なる恐怖症（猫恐怖症、雷恐怖症など）を区別することです。単なる恐怖症は、「外側からやってくる」恐怖です。一方、パニック障害は内因性の恐怖、つまり内側からやってくるものなのです。

クレア・ウィークス博士は当時、多くの医師たちが否定していたこの事実を最初に認めた一人です。博士は、自分自身の内側にある恐怖に対する恐怖について語っています。あなたが怖いのは、現実の場所ではなく、うまく切り抜けられないのではないか、そしてどういう結果になるかということだ、と。何か「向こう側」にあるものに対する恐怖とはまったくちがう問題だ、と博士はつけ加えています。

したがって恐怖の根源が一つのもの、つまり、その場所なり状況なりで発作を起こすのではないかという恐怖だとしても、パニック障害にはあらゆる種類の恐怖が含まれます。閉じ込められるのが怖い、高いところが怖い、橋が怖い、運転が怖い、人前でしゃべるのが怖い、といった恐怖です。

なぜ、この区別が重要なのでしょうか？　それはそれぞれの場合で原因が異なるからです。単なる恐怖、たとえば犬が怖いのは、前に噛まれたことがあるとか、危険な犬について必要以上に注意されたといったことの結果かもしれません。単なる恐怖症の治療は、かなり直接的におこなわれます。一連の段階的暴露療法（恐れている場面や、対象に向き合わせて慣らしていく認知心理学の療法）を通して、その人の反応を条件づけしなおすのです。最初の「暴露」はたとえば犬の絵でもいいのです。しばらくすると、安全な距離を置いて小型犬を見るところまで進め、次はもっと大きな犬という具合に、犬に対する耐性が強くなるまで続けていきます。

でも、内因性の恐怖は別のものです。それは何か内側にあるものからひとりでに湧き出てくる恐怖です。別の部類に属し、別の治療を必要とするものです。

前にメインストリートでパニック発作を起こしたことがあるので、そこを歩くのが怖いという人がいるとしましょう。その人に家々の写真を見せて、実際になんの危険もないのだ、この通りは安全だ、と説明しても、なんにもなりません。その人は、そこにはなんの危険もないと知っています。その人が恐れているのはただ、その通りにもう一度行くと、またあの恐ろしい感覚に襲われるのではないかということです。だから、徐々にそこへ連れていくといった問題ではないのです。充分に準備ができていなければなりません。パニック発作の予防策を知っている必要があります。この準備なしにメインストリートに出かけて本格的なパニック発作を起こしてしまったら、またもや「鋭敏化」してしまうでしょう！

だから暴露療法だけでは充分ではないのです。この考え方、暴露療法には補助となるもの、何かまずパニック発作を緩和してくれるものがなければならないという考え方は広く認められ、受け入れられています。ところが、ほとんどのセラピストは、そのために薬物療法を用いていています。

私たちのプログラムはそれに代わるものを紹介します。大半のケースで、薬を使うことなしにパニック発作から自由になることができます。これは私たちの観察結果ばかりでなく、実際に患者と接し、基本的に私たちと同じ方法を使っているほかのセラピストたちの経験に裏づけられたものです。

もし、あなたがすでに薬物療法でパニック発作を抑えているなら、このプログラムは薬をやめるための手段として、あるいはいつか薬をやめたときの予備として使うことができます。でも、あらかじめ注意しておきますが、急に薬をやめたりしないでください。そうすることで、また突然パニック発作が起こってしまうかもしれません。自分の判断で薬の量を減らすことも避けましょう。かかりつけ医の指導と指示に従って、投薬を調整するようにしましょう。

神経系はどう働くのか?

パニック発作の性質と原因をよりよく理解するために、神経系の働きについて基本的知識を持つのは大切なことです。この章では、発作に関係するいくつかの力について、わかりやすく説明していきます。

神経系のしくみ

神経系（つまり全身）は、絶えず新しい状況に適応しつづけています。絶え間なく力の相互作用が働いているのです。そもそも静止しているものは何もありません。自然はそうして、常に変化しつづけるあなたの身体という環境のなかでのバランス、つまり恒常性を保っているのです。

神経系は二つの基本的なカテゴリーに分かれます。自律神経系と随意神経系です。随意神経系はたとえば手を上げる時のように、あなたが直接コントロールしていますが、自律神経系は直接コントロールしていません。自律神経系はさらに交感神経系と副交感神経系に分かれます。交感《シンパセティック》神経系という名前（同情《シンパシー》といった言葉を連想させます）は何か静かで優しい感じがするので、二つのうちこちらのほうが働きが穏やかだと思うかもしれませんが、実際はその逆です。交感神経系は怒ったりおびえたりしたときに刺激されます。副交感神経系は気持ちを鎮め、抑制してくれます。健康な状態では、両方が調和しながら一緒に働いています。

身体の見張り番、視床下部

脳は大ざっぱに言って三つの部分に分かれます。まず「理性脳」、すなわち外側の脳（大脳）。次に「爬虫類脳《はちゅうるいのう》」、つまりずっと下のほうにあって脊髄の上に位置するきわめて原始的な脳（中脳）。そして「感情脳」、つまり先の二つの脳のあいだにある間脳です。もちろん、実際には脳の機能はそんなにきちんと分かれているわけではありません。すべての機能は統合され、ニューロン（神経細胞）とニューロンのあいだには無数の入り組んだつながりがあります。

視床下部はある程度、自律神経系をつかさどっています。これは感情脳にありますが、大きな組織ではありません（脳の全重量のわずか三パーセント）。それでも視床下部が与える影響は多大です。ハーバード大学のグスタフ・エクスタイン博士はこれを「パイロット」と呼んでいますが、一般には身体の見張り番と考えられています。

何か危険なことが起きると、視床下部は警報を鳴らして身体に知らせます。脳下垂体にメッセージを送るのです。今度は脳下垂体が副腎に警報を出します。そして血流に向かってアドレナリン（エピネフリン、副腎皮質ホルモン）が分泌され、危険に対して身体を準備するのです。

もちろん、自分の外側の世界で危険を意味するもの（たとえばだれかに銃を突きつけられるなど）があれば、どんなことであれ、見張り番が警報を鳴らすことは、だれでも知っています。でも、よく見過ごされるのは、見張り番が内側の世界をも守っているということです。言い換えれば、見張り番は身体ばかりでなく心からも、さまざまな手がかりをとらえるのです。次にどうやって見張り番が目を覚ますかお話ししましょう。

心によって目を覚ます――あなたが存在、自我、自尊心、あるいは誠実さが脅かされていると思うと(必ずしも実際にそうである必要はありません)、いつでも警報が鳴り出します。あなたの反応を決定するのは知覚です。このように、思考がパニック発作を引き起こすこともあるのです。

身体によって目を覚ます――誘因は甲状腺の働きが活発すぎて、「発射準備完了状態」になっていることにあるのかもしれません。あるいは、ひどいアレルギーかもしれません。身体的原因をすべて取り除くために、かかりつけの医者で全面的な健康診断を受けなければならないのは明らかです。でも、内側の環境が緊急事態になる最も一般的な原因は、血糖値が大きく変動したり、急激な変動をひんぱんに起こしたりすることにあります。

脳が正常に機能するためには、糖(ブドウ糖)と酸素が安定供給されている必要があります。両方そろっていなければなりません。なぜなら糖は酸素があってはじめて「燃やされる(代謝される)」からです。糖と酸素は一緒になって、細胞に必要なエネルギーを作り出しているのです(車にガソリンを入れるようなものです。燃料は酸素があれば「燃やされ」、車を動かすエネルギーを生み出します)。糖が充分にないと問題が起こります。酸素が足りなくても、やはり問題は起こります。脳細胞の代謝が進められなくなるのです。それが警報を鳴らす引き金になります。見張り番が気づき、先にお話しした一連の指令を通して血流中にアドレナリンが分泌されます。

アドレナリンの影響をいくつか挙げておきましょう(実際、数多くあります)。アドレナリンは呼吸数と心拍数を上げ、身体に蓄積してあった糖を血流中に放出します。すると血糖値が上がり、脳は必要としていたものを手に入れて、働きつづけることができるのです。

けれども、体内に多くのアドレナリンが分泌されると、その副作用として恐怖感、不安感が生じ、パニックを起こさせます（だからパニック発作というのです！）。まわりを見回して、周囲に特に危険を感じるものがないと、あなたは、①自分は死にかけている、あるいは③何か本当に恐ろしいことが「意識下」で起こっている、と誤った結論を下してしまいます。当然、そのせいでもっと不安で心配になります（このとき見張り番が本当に警戒するのです！）。するとさらに恐ろしくなり、さらにアドレナリンが分泌されます。

それでも、パニック発作は目的を果たしたわけです。こんなふうに見れば、パニック発作はおそらく身体の防衛機構なのでしょう。血液が脳により多くの糖と酸素を運ぶようにするための緊急措置が生んだ副産物かもしれません。心拍数と呼吸数が上がるのも、血液中の糖が増えるのも、すべては脳が生き延びるために必要な物質がそこに殺到する結果です。チェスのゲームのようなものです。駒を全部失っても、キングが無事でいるかぎり、ゲームを続けていられます。身体に関して言えば、脳がキングなのです！

パニック発作が、緊急時により多くの糖を血流中に送り込むための自然の方策だということを示すものは、ほかにもあります。パニック発作が起きているあいだ、血流中に高濃度の成長ホルモンが見られたのです。成長ホルモンは、成長を助けるほかに肝臓（糖の主要な貯蔵場所）に糖が蓄えられるのを妨げます。それだけでなく、糖が代謝される割合を減少させ、結果的に血流中の利用可能な糖を増やすことになります。

「そうか、脳がより多くの糖を必要としているのならいいですね。だって私は糖をたくさん取っているのだから」と思うかもしれません。

いいえ、よくなんかありません。矛盾しているようですが、糖分を多くとれば、それだけ脳が手に入れる糖は減るのです！　それは次のようなわけです。

糖の過剰摂取

だれでも血糖値には若干の変動があります。何をいつ食べたかによって、そして抱えているストレスの量や興奮の度合いによって上下するのです（ストレスや興奮で多くのエネルギーが消費され、糖がそのエネルギーを補給します）。でも、なかにはこの変動にもっとムラのある人もいて、より高い「高血糖」とより低い「低血糖」がみられます。

なにが原因でそうなるのでしょう？　そのことはパニック発作とどう関係するのでしょう？　いわゆる糖の連鎖について、私たちが知っていることを見なおしてみましょう。

すべての細胞は糖（炭水化物）をエネルギーとして使います。糖には二つのタイプがあります。単糖（砂糖など）と多糖（野菜や全粒粉など）がそれです。単糖類は体内で「そのまま」使われます。すでに単一の形だから分解の必要がありません。一方、多糖類は使われる前に分解されなければなりません。それは一連の段階を踏んでおこなわれます。

単糖を大量に含んだ食べ物（ジャンクフード）を食べると、一気に大量の糖をとることになります。糖はあらかじめ分解される必要がないので、すぐに血液の中に入っていき、血糖値が急激に上昇します。次に、インシュリンが分泌されて糖を細胞に運びます。多くの人（特に長期間にわたって大量の糖を摂取した人）ではインシュリンの分泌をより簡単にするために、身体が大量の糖摂取に適応しようとします。膵臓《すいぞう》はより速く、必要以上に懸命に対応するように「訓練」されます。インシュリンの量が増えれば増えるほど、運び去られる糖は多くなり、血糖値はより急激に落ちていきます。その時点で、空腹を感じるようになり（普通は甘いものがほしくなって）、フラフラしてくるのです。こうして身体はエネルギーにするための糖をさらに要求します。

しばらく食べ物をとらずにいると、身体は糖を手に入れるために体内の蓄えに手をつけなければならなくなります。しかしながら、蓄えられていた糖が放出されるためには、アドレナリンが登場しなければなりません。糖の貯蔵場所のカギを持っているのはアドレナリンだからです。

長期にわたってストレスを受けていると、気づかないうちに、副腎が大量のアドレナリン、つまり「闘争・逃避」ホルモンを分泌するように訓練していることになります。そう、それはアドレナリンのもうひとつの副作用をもたらします。動悸が激しくなり、呼吸が荒くなり、とにかく逃げ出して避難したくなるのです！

血糖値に関して、インシュリンとアドレナリンはシーソーの両端にあるようなものです。インシュリンは糖を運び去り、アドレナリンは元に戻すのです。

正常な状態にあるとき、つまり、まずまず正しい食事をし、過剰なストレスがない場合は、すべてが順調に働きます。糖（すなわち多糖類）が入ってくると、インシュリンがそれを運び去るのです。するとさらに（食べ物からすぐに利用できない場合は、体内に蓄積されたものから）糖が入ってきて、連鎖が続いていきます。でも、ストレスと貧弱な（糖が豊富で栄養価の低い）食べ物が組み合わさると、体内に大混乱が起こります。身体はどうしてもすべての糖を処理しきれないからです。

無性に糖分がほしくなるわけ

身体はある栄養素を必要とすると、ある種のメッセージを送ってくることがよくあります。たとえば塩辛いものをたくさん食べると、喉が渇きます。そこで水を飲むと、塩分が薄まって均衡が戻ります。

「だったらコーヒーとケーキがほしくてたまらないのは、糖分を必要としているということでしょう？」と思うかもしれません。そう、おそらくそうでしょう。普通、それは血糖値が下がりすぎていることを意味します（ストレスは大量のエネルギーを消費します）。でも、ここに問題があります。単糖類（あるいはしつこい食べ物）を食べると、一度に大量の糖を投入することになり、その結果、インシュリンが最大限に分泌されます。インシュリンが分泌されればされるほど、バランスをとるためにアドレナリンが分泌されることになります。こうして悪循環が生み出されるのです。

多くの人々が、ふらついたり、疲れたり、気が滅入ったり、あるいはストレスを受けたりするたびに、甘いものを食べる（あるいは飲む）という落とし穴に落ちてしまうのは、こういうわけだと思います（あなたもこのパターンですか？）。砂糖をふんだんに使ったものを食べたり、コーヒーを飲んだりすると、すぐに気分がよくなります。なぜだかわかりますか？　単糖類がすぐにエネルギーに変わり、カフェインが血流に入って、一時的に元気が出るからです。こういう経験があるなら、おそらくケーキやキャンディやコーヒーはうまく問題を切り抜けるのに役立つ、と思ったでしょう（当然のことです）。でも、これは一時しのぎにはなっても、結局は問題を悪化させるだけです。なぜなら、しばらくすれば効き目は急に切れるからです。あなたはいつまでもこうした浮き沈みを繰り返すだけ、というわけです。

このジレンマから抜け出すには、血糖値を安定させて、よりバランスの取れた状態に保ってやることです。ホルモンの過剰反応（インシュリンとアドレナリンの分泌）を鎮めるのです。生活の中でのストレスの量を減らし、正しい食生活を守り、少しずつ何回にも分けて食事をすることです。単糖類の代わりに多糖類をとりましょう。多糖類は消化されるのに単糖類のほぼ四倍の時間がかかるので、血糖値の上昇がゆるやかになり、したがって下降もゆるやかになります。

血糖値の低下に対する反応は人それぞれです。ある人には症状が現れるでしょうが、現れない人もいます。米国糖尿病協会の発表によると、「正常な人」百名のうち、およそ二十五名がおそらく「低血糖」だそうですが、症状を示すのはたった三名とのことです。しかも、同じ人がその時その時で異なる反応を示すこともあります。確かな法則を確立するのは難しいのです。

低血糖症かどうかを調べるブドウ糖負荷試験を受けたことがありますか？　必要な検査だとは思いませんが（結論の出ない検査をなぜわざわざ受けるのでしょう?）、してみたければ自分でできます。フラフラしたとき、オレンジジュースを小さなコップ一杯飲んでみて、数分で気分がよくなったら、そう、たぶん低血糖です。

過呼吸症候群

過呼吸とは速い呼吸を指す医学用語です。わざとこういう呼吸をすると、一時的に症状が出ます。何が起こっているのか理解していない人にとっては、これはとても怖いことかもしれません。症状は次のようなものです。めまいと頭がフワッと浮く感じ。強い不安感。唇がしびれる感じがする。手足の自由がきかなくなる。脈が速くなる。胸がドキドキしはじめる。こうして、毎日全米の病院の救急治療室に、過呼吸に陥った人々が運ばれてきます。最期の時がきたと思い、恐怖にかられて……。でも結局、医者からは完全な健康体だ、ただの「神経の病気だ」と言われるのです。

だれでも知っているように、呼吸は酸素をもたらして老廃物を運び去ってくれます。でも呼吸系にはもう一つ別のとても大切な働き、つまり体液の酸と塩基のバランスを調節する働きがあるのです。

酸と塩基（アルカリ）は化学的に正反対のものです。正常な体液のバランスはわずかにアルカリ性をおびて、一定の狭い範囲内に保たれていなければなりません。身体は酸の量を抑えたり増やしたりして、このバランスを調節しているのです（「でもそれが働かなかったらどうなる？」という声が聞こえてきそうです。ご心配なく。身体にはこのためにいくつかの代替システムがあり、いわば二重安全装置が働くようになっています）。身体はどうやって過剰な酸を取り除くのかというと、尿や呼吸とともに放出しているのです。

息を吐くとき、人は二酸化炭素と水を放出します。これは二酸化炭素になる前には、炭酸（酸性）だったものなのです。過呼吸をすると、炭酸が放出され、体質がアルカリ性に傾いてしまいます。過呼吸は自律神経系によって引き起こされることがあります。たとえば、高熱を出したりしているときなどです。高熱が続いているあいだは、新陳代謝が活発になり、代謝の最終生成物（酸性）も増えます。身体はこの過剰な酸を取り除かなければなりません。それで自動的に呼吸数が増えます。血液が酸性に傾きすぎるのを修正するのです。

でも、過呼吸が故意になされた場合（多くの神経質な人は、気づかないうちに過呼吸をしてしまう癖がありますし）、体液はこれといった理由もなしにアルカリ性に傾くことになります。それで酸と塩基のあいだに、新たな不均衡が生まれるのです！

身体がアルカリ性に傾きすぎると、さっきお話ししたような症状が起こります。でも覚えておいてください。そうした症状は不快ではあっても危険ではありません。それにほんの一時的なものです。症状が現れるのは、血液がアルカリ性になり、自動的に血管が縮んだからです。このことで脳に運ばれる酸素とブドウ糖が制限されます。

こうした症状は過呼吸をするとだれにでも起こります。「神経質な人」でなくても、そんなふうになることはあるのです（とは言っても、神経質な人では症状がずっと早く現れる傾向があります）。多くの医療研究者が、わざと過呼吸をして、その身体への影響を調べています。著名な科学者、J・B・S・ホールデン（英国の生理学者、遺伝学者。一八九二―一九六四）もこれをやりました。あるエッセイのなかで、彼は二、三分のあいだ深く速く呼吸しつづけたあと、手と足と顔がいかにしびれてチクチクしたかを書いています。彼はまた、自分で過呼吸を引き起こしたあと、一時間半のあいだ手と顔が「痙攣しつづけた」ことがあるとも述べています。

　通常、呼吸はゆっくりとしていて一定です。でも周囲に充分な酸素がない場合、あるいは、何かの理由で酸素を送る身体能力が低下している場合、血流中の二酸化炭素の濃度が上昇します。この二酸化炭素の上昇が呼吸作用を引き起こすのです。言い換えれば、酸素の不足を補うために身体が自分で呼吸数を増やしはじめるのです。

　たとえば、二酸化炭素の充満した部屋にいると（換気の悪い部屋に大勢の人と一緒にいる、あるいは植物のために人工的に二酸化炭素濃度が高く保たれている温室にいると）、呼吸数は増えがちです（呼吸作用を誘発するのは二酸化炭素で、二酸化炭素があるレベルに達すると身体が「もっと速く呼吸しなさい」と告げるのです）。病的恐怖症でない人はこうして呼吸数が増えても苦もなく切り抜け、そのことについては何も考えません。でもパニックを起こしやすい人（自分の心に注意を向けすぎ、「異常」と感じたことについてはなんであれ気持ちを集中しがちな人）は、呼吸が少し速くなっていることにもっと敏感でしょうし、それから受ける影響は雪だるま式に大きくなっていくでしょう。「おや、いったい私はどうしてしまったんだろう、またパニック発作を起こすのだろうか？」という思いが恐怖を生み、いっそう呼吸が速くなってしまいます。

このしくみを理解すれば、呼吸が一時的に速くなったとしても、少なくとも精神的には落ち着いていられるでしょう。これは単に身体がもっと酸素をとり入れようとしているだけだと気づいて、呼吸が速くなったからといって、必要もないのに怖がらないでほしいのです。というのは恐怖そのものが息切れと過呼吸を引き起こし、それに伴って正常な体質が一時的に壊されてしまうからです（呼吸については、あとでもっと詳しく触れ、どうしたらリラクゼーションの方法として利用できるか説明します）。

ときには、鼻づまりなどのちょっとしたことがパニック発作に大きな問題をもたらすことがあります。息ができないとおびえてしまい、どうしてこんなことになったのかと心配になります。でも、息ができないと感じるとだれでもパニックを起こします！　だから、鼻の通りが悪くなってきたら、たぶん、アレルギーのせいなので、単純明快な解決策は少し口を開けて息をすることです（アレルギーの問題はあとから調べればいいのです）。

緊張とストレスが長引くと、胸筋が「ひどく締めつけられる」ような感じがする人がいます。するとその人は、せっせと息をしなければならないと考えてしまいます。さもないとまったく息ができなくなってしまうかもしれない、と思うからです。でもそんな考えは間違いです。いいですか、いまだかつて息を止めることで自殺した人はいません！　文字どおり顔が真っ青になって気を失うまで、意識的に息を止めていることはできるでしょう。でも結局は呼吸することになります。なぜでしょう？　血流中に二酸化炭素がたまり、それがあるレベルに達すると、脳の呼吸中枢を刺激して呼吸が再開されるからです。これは身体の生化学の働きで起こる奇跡です。

呼吸についておもしろいことがあります。人によっては自分の呼吸に注意を払えば払うほど、呼吸が不規則になるのです。私（シャーリー）が看護学校にいたころの話です。私たち学生はお互いの脈と呼吸をチェックすることになったのですが、自分の呼吸が観察されているとわかったとたんに、正常なリズムが乱れはじめました。これはクラスの多くの学生に起こり、なかなか正確な測定ができませんでした。

身体にするべきことをさせてやりなさい。もっと自分の身体を信じてやらなければダメです。身体は間違ったことはしていません。なんと言っても、生まれたときから身体は呼吸しつづけているのですから。

乳酸ナトリウムの注入

一九六七年、ワシントン大学医学部の医師たちが、以前にパニック発作を訴えたことのある患者に、一定のやり方で発作を起こさせることができることを証明しました。医師が乳酸ナトリウムを静脈注射すると、患者はパニック発作の苦しい症状をすべて味わうことになったのです。このことはパニック発作の経験のない人々にはほとんど起こりませんでした。ただし、しびれや震えといったような軽い症状があったかもしれません（乳酸ナトリウムはアルカリ因子ですから）。

乳酸ナトリウムは細胞代謝から自然に生じる副産物です。パニックを起こす人は、単にこの化学物質に対する感受性がほかの人より強いのだと推測できます。あるいは乳酸ナトリウムが体内から適切な割合で取り除かれていないのかもしれません。あるいはパニック発作を起こしやすい人はすでに乳酸ナトリウムの濃度が高いのに、さらに注射されたことで限界を超えてしまい、本格的な発作を起こすきっかけになってしまうのかもしれません。

でも、まず第一に、どうして乳酸ナトリウムの濃度が高いのでしょうか？

ここで少し、筋肉の活動についてお話ししましょう。筋肉は通常わずかに収縮しています。これは筋肉の緊張と呼ばれるものです。眠っているあいだ、身体がリラックスしていると、筋肉の緊張はごくわずかしか見られません。でも目が覚めているあいだは、常にある程度、筋肉の収縮が起こっています（そうでなければ、どうして立ったり座ったりできるでしょう）。ひどく神経質な人、ほんの少しの音にでも飛び上がってしまうような人は、そうでない人よりはるかに筋肉が収縮しているために、筋肉の緊張がずっと強いと言えます。筋肉すべてがひどく緊張しているのです。一方で、筋肉が機能するためには酸素が必要です。だから、大部分の時間をひどく緊張して過ごしている人は、比較的リラックスしている人にくらべて当然、酸素の消費量が多くなります。

充分な酸素がないまま筋肉が働かされると（収縮させられると）、乳酸という化学物質が筋肉の周囲にたまりはじめます。筋肉は乳酸にまとわりつかれるのを好みません。文字どおり活動を妨げられるからです。筋肉は痛みと疲れを感じます。だから身体は乳酸を取り除かなければなりません。どうやって？　分解して最終的に二酸化炭素と水にしてしまうのです。でも化学分解の過程で乳酸ナトリウムが作り出されます。ですから、乳酸がたくさんたまっているなら、その分解による化学反応で生まれる乳酸ナトリウムも同じように大量にあると考えるのは、筋の通った話でしょう？

つまり、科学は結局、神経質で感じやすい人のほうがパニック発作を起こしやすい、ということを裏づけたのです。

隠された化学作用を理解すれば、問題をよりうまくコントロールできるようになります。

1　酸素をより効率的に処理する（言ってみれば、ひと呼吸ひと呼吸を最大限に活用する）ための身体能力を上げることができます。
2　身体が必要とする酸素を減らすことで、酸素を保存することを身体に教えてやれます。
3　過剰な乳酸を分解する身体能力を高めることができます。

幸い、これら三つのことは、本書で紹介するプログラムの統合的ステップを通して達成できます。それぞれのステップがお互いに役立つようになっているので、組み合わせてやってみるほうが単独で試すより、はるかに効果的です。

脳の恐怖中枢

動物実験によって、電極（電気刺激）を視床下部のある一定の箇所にあてると、その動物は激しい恐怖または怒りを示すことが明らかになっています。つい最近の話ですが、脳の青斑（ＬＣ）と呼ばれる箇所について一連の実験が行われました。青斑は視床下部よりずっと小さいものですが、とても重要な役割をもっています。視床下部を含めて脳の重要な組織はほぼすべて、この部分となんらかの形で関係しているからです。

エール大学のユージン・レドモンドはサルの脳に電極をつなぎ、青斑の部分に電気ショックを与えました。するとサルは人間のパニック発作に相当する症状を示したのです。ですから、最初に緊急警報ボタンを押すのは青斑だということは大いにありうることです。視床下部ではなく青斑で、あるいは視床下部に加えて青斑で神経が信号を発することによって、パニック発作が引き起こされるのでしょう。研究結果がどうであれ、理論は変わりません。パニックの感覚は脳の深いところで電気が炸裂して引き起こされるのです。

脳の活動の測定に用いる脳波計は、脳の外側の層から発信される信号をとらえることはできますが、脳内のもっと奥深くの、内側の部分からの信号をとらえるほどの感度はありません。第一に、そうした信号は弱く、おまけに何層もの組織や骨を通り抜けて、ようやく測定可能な外側までたどり着くのです。そういうわけで、青斑や視床下部で電気がわるさをするという直接の証拠はありません。それでも、以前から動物実験をとおして推論されているように、たしかにこれが人間の脳内で起こっていることなのでしょう。

でも、こうした局部は、研究者にとっては興味深いものであっても、一般の人々にとって「ああ、犯人を見つけた！」と言えるような限定された場所でないことは理解しておかなければなりません。これらの局部からもたらされた影響は、複雑なネットワークによって、脳の大部分に広がっていくのです。そしてもちろん、脳は身体とつながっています。だから常にほんのちっぽけな部分ではなく、全体像を見ていなければなりません。

これは、青斑が身体の見張り番としての視床下部の役割を「横取りした」ということでしょうか？そう考える研究者もいます。彼らは青斑を「脳の警報装置」と呼んでいます。でも、青斑であろうが視床下部であろうが、私たちの目的にとってたいしたちがいはありません。脳には保護者あるいは見張り番として機能する、調整的なしくみがあり、それが攻撃・逃避反応を引き起こすことがあるという基本的な考えは変わらないのです。

青斑は、あらゆる刺激を強めたり弱めたりする調節装置としても機能するようです。ラジオの音声を調節するスイッチのようなものです。

エンドルフィンのはたらき

青斑についてさらに研究した結果、ここにはオピオイド受容体が豊富にあることがわかりました。オピオイド受容体とは、アヘンや、アヘンから作られたモルヒネのような化学物質のみを受け入れる神経細胞受容体のことです。これは驚くべき発見でした。身体はどのようにして、アヘンを知ることができたのでしょう？　この発見につづいて、自然に存在するアヘンと化学構造の似たいくつかの物質の徹底的な調査がおこなわれました。そしてついにそういう物質が見つかり、エンドルフィンと命名されました。

エンドルフィンは、痛み、不安、恐怖を和らげ、身体の免疫システム（したがってストレスへの抵抗力）を強化し、快楽閾《いき》を下げます。快楽閾を下げるとは、あらゆる快い刺激が届きやすくなることです。

エンドルフィンとオピオイド受容体は化学的に補足し合っています。カギをカギ穴に差し込むように、一方が他方にぴったりはまるのです。簡単に言えば、エンドルフィンが脳の恐怖中枢の穴をふさぎ、その結果、恐怖が出てこなくなるわけです。

脳には恐怖中枢があり、そして恐怖中枢にはオピオイド受容体が豊富にあります。この発見は非常に意味深いものです。なぜなら、このことを知った私たちには、いまやもうひとつの手がかり、恐怖反応への対策が与えられたからです。エンドルフィンの生産を増やすことで、いわば「異常に興奮した」神経系の音量を下げる道があることがわかったのです。

パニック障害と関係する疾患

多くの通説が、ある種の疾患や症状をパニック障害と結びつけています。そのいくつかを検討し、それらがパニック発作とどう関係しているのか見てみましょう。

僧帽弁閉鎖不全

パニック障害に苦しむ人々の中で、僧帽弁閉鎖不全のある人の割合は、一般よりかなり高くなっています。男性より女性に多く見られ、また遺伝的なものだと思われます。

僧帽弁閉鎖不全という心臓の解剖学上の欠陥が、パニック発作とどう関係しているのでしょう？解剖学を復習してみましょう。心臓は左、右、上、下と四つの室（房）に分かれ、僧帽弁は左側の上下の室を分けています。血液は僧帽弁を通って上から下へと流れ、通常は一方通行です。弁が開いて血液を流してやると、逆流しないようにぴったりと閉じます。しかし、弁にわずかな欠陥があってしっかり閉じない場合、血液がほんの少し、上の室へ滲み出します。この状態は一般に問題ないとされています。弁の欠陥は、歯並びの悪さよりも取るに足りないことだと言えるでしょう。この状態が心臓発作の原因になるとは思えない、というニューヨーク心臓病協会の発表はとても心強いものです。

ときどき、特にストレスを受けているあいだ、充分な血液が充分な速さで脳に届けられない場合があることはすぐにおわかりだと思います。これが一時的なめまいや頭がフワッと軽くなる感じの原因です。身体はより多くの血液を脳に送ろうとして心拍数を上げます。でもこのとき、心のほうも危険信号を送っていることがあります。心臓発作を起こしていると思って、おびえない人がいるでしょうか？

もし心臓に何か問題があるのではないかと心配なら、安心できるように医者の診察を受けるべきです。でも言っておきたいのは、心臓は筋肉だということです。そして身体のすべての筋肉がそうであるように、心臓も運動を通して鍛えることができるのです。心臓は強くなると、心拍数を落としても大丈夫になります。強くなった心臓は鼓動するたびに、より多くの血液を押し出すことができるようになっているからです。これはもちろん、脳細胞を含めたあらゆる細胞により多くの酸素と栄養が送られることを意味します。一方、弱くなった心臓（運動不足で弱っている心臓）は、特にストレスを受けているあいだは、どんどん速く打ちつづけなければなりません。一回の鼓動ではたいした量の血液を押し出す力がないので、数多くちょこちょこ打っていないともたないからです。心臓が強くなればより多くの血液を確実に送り出し、めまいが少なくなることは明らかです。

内耳の問題

パニック発作と相関関係の強いもうひとつの疾患は、内耳の病気です。内耳には身体のバランスを保つ作用があります。内耳には常に液体があり、私たちが動いたり頭を回したりすると、液体も一緒に動いて水平を保ちます（水の入ったコップを傾けたときのようなものです）。この情報から、その領域の感覚神経終末が身体の位置に関するメッセージを拾い上げ、脳に中継します。そこで脳はさまざまな筋肉にメッセージを送ります。身体はそうやってバランスを保つのです。

でも、内耳に何か腫れ（感染や、アレルギーなどによる）があると、液体が増えて感覚神経を圧迫し、メッセージが混乱します。ちょうど船上にいるときのようなものです。これがめまいと吐き気を引き起こしますが、それはわずかにバランスを失ったような感じから、部屋がメリーゴーランドのようにぐるぐる回っているような感覚までさまざまです。ただしそんなに楽しいものではありませんが。

地面が波打ったり崩れ落ちたりするように思えることや、頭がフワッと浮く感じ、めまい、足元がふらつく感じ、体が片方に傾いている感じがあるかもしれません。とりわけ何が起こっているのかわからず、最悪の事態だと思い込んだ場合など、敏感な人ならこうした感覚がパニック発作の引き金になることがあります。頭がフワッと浮く感じは、パニック発作の徴候や症状ですが、その原因にもなるのです。先に、見張り番がどうやって体内の環境を監視しているかについて触れたのを覚えていますか？　身体の不安定感は（とりわけ突然起こった場合）、見張り番に警報を鳴らさせることがあるのです。

この疾患はメニエール症候群によるものとされることがあります。でも実際には、メニエール症候群は三つの症状で特徴づけられています。めまい、耳鳴り、難聴です。

エレベーター、エスカレーター、車、バス、飛行機、それに船は、パニック発作がよく起こる場所です。動きと結びついた場所でパニック発作を起こすのは、内耳がかかわっている疑いがあります。耳鼻咽喉科の専門医の診察を受けて異常のあるなしを確認しましょう。でも、これは治るので、心配いりません。通常は塩分抜きの食餌療法を勧められます。薬は用いる場合と用いない場合があります。

月経前症候群（ＰＭＳ）

月経前の期間、体液の停留（排出されるべきものが体内にたまること）によって起こる症状がいくつか組み合わさって苦しんでいる女性は大勢います。過剰な体液は神経系を刺激します。そのせいで精神的に不安定になったり、すぐにかっとなったり、その素因がある場合はパニック発作を起こしたりします。この時期は血糖値も不安定になりがちで、多くの女性が甘いものを食べたくてしかたなくなります。このときできるのは、多糖類を多く取るようにして、食事とビタミン剤にもっと注意することです。短い運動タイムを頻繁に取るのもいいでしょう。月経前症候群の標準的な薬を使わない療法（適切な食事、運動、ストレスの軽減、塩分制限など）は、まさにパニック発作からの快復のためにお勧めしたいものです。

酵素の減少

パニック発作に苦しむ人々を調べているうちに、アドレナリンとインシュリンの分泌が増えているだけでなく、炭水化物の代謝（身体が糖を燃やす方法）にかかわる酵素の働きがいくらか減少しているのを発見した研究者がいました。

酵素とはなんでしょう？　それは化学反応を可能にする物質、つまり触媒です。酵素は仕事をするために、ある種のビタミンの助けを必要とします（ビタミンはよく補酵素と呼ばれます）。ビタミンが適量ないと、酵素はうまく働けません。すでにお話ししたように、炭水化物の代謝による副産物として乳酸が生じますが、代謝が正常におこなわれないと、乳酸が蓄積されやすくなります。敏感な人にとっては、それがパニック発作の引き金になる場合があるのです。

どうして酵素系が損なわれるのでしょう？　それは何年も貧弱な食生活をして（加工処理の過程でビタミンをはじめとする栄養素が除かれたものを食べて）きたせいか、生まれつき、ある種のビタミンをほかの人より多く必要としているからかもしれません。原因はなんであれ、この異常は元に戻せるようです。常識的に考えて、治療目標は充分な栄養摂取とビタミン補給を通して、根本的な機能不全を起こしている酵素の活動を修正してやることです。

私たちの経験によれば、ビタミンを大量にとる必要はありません。おそらくこれは、私たちが総合的なホリスティック医学（「精神・身体・環境がほどよく調和し、与えられている条件において最高のクオリティ・オブ・ライフ（生の質）を得ている状態」を健康と考え、生命が本来持っている自然治癒力を治療の原点に置いた医学）の方法を使っていることと、プログラムのひとつひとつが適切なバランスと健康を取り戻すのに役立つことによるのでしょう。いずれにしてもビタミン（やほかのどんな栄養素）も、栄養学に詳しい専門家の適切な指示なく、多量にとってはいけません。多量投与すると、ビタミンは麻薬のように作用します。

化学的なアンバランス

かつて（ある地域ではいまだにそうですが）、パニック発作は情緒的要因によって起こるのか、それとも化学的なアンバランスによって起こるのかという論争がありました。情緒的要因説の支持者は行動修正によって、化学的アンバランス説の支持者は薬でパニック障害を治療したがります。

ホルモン（アドレナリン、インシュリン、酵素など）の過剰生産を促すものはなんであれ、身体の化学的なアンバランスや障害を生み出します。ある意味で、私たちはみんな化学工場なのです。文字どおり、指一本動かすだけでも必ず化学反応が起きます！　食べ物も化学的な物質です。考えてみてください。私たちが食べるもの（植物、動物、卵、魚）は、かつて生きていました。そして人の口に入ると、体内で利用できるように自動的かつ化学的に分解されます。食べ物に閉じ込められていたエネルギーは、食べるという行為によって解き放たれ、人に伝わっていきます。

身体が必要とする適切な食べ物をとらないでいると、化学的なアンバランスが起こると思いませんか？　乳酸塩の濃度が上がりすぎると（四六時中、緊張しすぎていたり、炭水化物がうまく代謝されていなかったり、あるいは酸素を運ぶ能力が充分でなかったりして）、化学的なアンバランスが起こりはしませんか？　過呼吸を始めて、身体の酸－塩基のバランスが一時的に乱れるのも、化学的なアンバランスなのではありませんか？　過労で（あるいはいつも危険ばかり考えて）身体がストレス物質を生産しすぎると、どんな化学的変化が起こるでしょう？

化学的アンバランスと聞くと多くの人が、何か欠けている化学物質があって、それを手に入れさえすれば治るのだと思ってしまいます。たしかに、ある種の薬はパニックを遮断するのに役立ちます。しかし、薬を飲んでいると、好ましくない副作用が起きるのではないかと常に考えるようになります。薬の中には比較的新しいものもあるので、長期的に見てどんな副作用が現れるかはだれにもわかりません。さらに言えば、薬をやめると、またパニック発作がぶり返すかもしれません。

自然な方法（正しい食生活、運動、ストレスの管理、前向きな姿勢）で化学的アンバランスを正すほうが、はるかに良策なのは確かです。私たちはこの方法をプログラムに使い、すばらしい成果を得ました。

決して薬を使ってはいけないと言っているのではありません。薬は最初の選択ではなく、最後の手段として使われるべきです。ほかに役に立つ選択肢があるなら、なぜ必要でもない薬を飲むのでしょう？

なぜ女性のほうが多いのか？

どうしてパニック障害に苦しんでいる女性の数が、男性にくらべてはるかに多いのでしょう？　クレア・ウィークス博士は、男性は患者の十パーセント以下だと報告しています。でも経験によると、その数年後、私たちが手助けした人の三十パーセント近くが男性でした。このように男性が増加したのは、男性／女性の役割についての受け止め方が変わってきたからだと考えられます。今の男性たちは、自分が怖がっていると認めるのをいやがりません。昔にくらべてずっと率直になっているのです。でも、もっと多くの男性がパニック発作にかかっているのに、アルコールでごまかしているのではないかとさえ思えます。よくアルコール依存を引き起こす身体的な原因としてあげられるのは、血糖値の周期的な低下です。これはたしかにパニック障害で起こると思われることと酷似しています。

特に女性がパニック障害になりやすい理由はほかにもあると思われます。一般に、女の子は男の子にくらべて受容的で、待ちの姿勢を取ります。すぐそこに危険があっても、駆けつけて正面からぶつかることはあまりありません（以前、フェミニストのグロリア・スタイナムが指摘したように、「女性は何かを証明する必要がない」のです）。そうして、女の子が、出ていくことの「危険な」面を重視する場合、簡単に回避の習慣に陥ってしまいます。一方、男の子はちがう態度を取ります。男性ホルモンのテストステロンは男の子に、出ていって、行動し、危険に立ち向かうという積極性を与えるのです。また彼らは肉体的にずっと活動的です。若い女性では、貧弱な食事と貧弱な健康状態は、腺系、とりわけ月経周期に悪影響を及ぼすことがあります。すでに見たように、これは月経前に脳やその他の組織のむくみの原因となり、この時期にパニック発作が起こる可能性が高くなるのです。

ということはこれらの要因すべてを、女性に「有利に働く」ようにすることもできるかもしれません。

ちなみに、おもしろい話ですが、一八七一年にドイツの医師、C・ヴェストファルが広場恐怖症という言葉を作り出したのは、町の中心街に行くのを怖がっている三人の患者を診察したあとのことでした。患者は三人とも男性だったのです！

プログラムを始める準備をしよう

これまで、どのようにして多くの要因が一度に働いて、神経系の混乱を引き起こすのかを見てきました。それと同じ原理を利用して、多くの要因を一度に働かせることで、動きを逆転させることができます。反対方向に動かすことができるのです。

直接手の届かない、意志による抑制がきかない神経系をなだめるには、どうやって取りかかればいいのでしょう？　答えはもちろん、間接的にやらなければならない、ということです。

パスグループの快復プログラムは、次の七つの要素からなっています。

1　食生活を見直す
2　リラクゼーションを学ぶ
3　運動をする
4　心の持ち方を変える
5　想像力を働かせる
6　社会の支えを生かす
7　精神的価値を大切にする

これらの要素、つまり七つのステップは、あなたが生活面で管理するものです。この七つに取り組めば、神経系を鎮め、パニック障害を治すことができます。

以前、ある相談者が、自分はパニック発作の問題を、パイのようにぐるっと円を描いたものだと思っていると話してくれたことがあります。プログラムの各部分（七つのステップ）がパイの一切れです。きちんと食事をすると、一切れなくなる。心の持ち方を変えると、もう一切れなくなる。運動すると、さらに一切れ。すぐにパイは一切れもなくなってしまう。そしてパニック発作は消えてしまう！

よくこんな質問をされます。「七つのステップを全部一度に始めるのですか？」。ここではプログラムの七つのステップを一つずつ、それぞれ章を立てて紹介していますが、すべてをほぼ同時に始めるようお勧めします。プログラムを始める前に、関係するすべてのことを理解するために、本書をはじめからおわりまで通して読んでください。そのあと、まず一つの領域からスタートして、もう一つ別の領域にちょっと踏み込んでみる、というふうにして続けていくのです。私（シャーリー）はたいてい、食生活の見直しから始めるように勧めています。ほとんどの人にとって、これがいちばん取りかかりやすいことだからです。

あなたがいちばん恐れている場所や状況に身を置くのは、七つのステップを充分に時間をかけて実行し、肉体的に強くなった、落ち着いてきた、耐えられるようになってきた、と感じるまではやらないでください。当然、どれぐらい時間がかかるかは人それぞれ異なりますが、ほとんどの場合、六週間から八週間です。足を骨折したら、すぐに走ったりはしないでしょう？　身体と心にも快復する時間を与えてやらなければならないのです。

ストレスを減らす

パニック発作にはストレスが関係しています。だから、プログラムの七つのステップを始めるにあたり、生活の中でのストレスを減らすためにできることは、なんであれ大いに役に立つでしょう。ありがたいことに、私たちのほとんどは、日常生活で生きるか死ぬかというほどの緊急事態に直面することはありません。たいていの場合、私たちを落ち込ませるのは小さなストレスの積み重ねです。だから、自分の日常生活がどういうふうに構成されているか、考えてみるのは大事なことなのです。

日々の活動を極端から極端への連続だと考えてみてください。

活動的でない——退屈する、息が詰まる
活動的すぎる——必死になる、興奮する、取り乱す

活動的すぎてもそうでなさすぎても、人の身体にはたいへんストレスがかかります。たしかに、私たちの大多数はまんなかあたりにいるといちばん快適に感じるでしょう。ただし、同じまんなかでも少し右寄りか左寄りかは、まったく個人の好みの問題です。

要は、もちろん自分に合ったバランスを見つけ出すことです。どのあたりにいると、あなたはより快適に感じますか？

家に小さな子どもたちがいて、あるいはビジネスの世界にいて、骨の折れる仕事をしているなら、一日のある一定の時間、静かな、心の休まることをしてバランスを取ることが大切です。ストレスをため

込んでから、二週間の休暇に出かけるなんてことをしてはいけません。その代わりに、日常生活での活動のバランスを取りましょう。時間がないのなら時間を作りましょう。自分の健康としあわせがかかっているのです。

たとえば、あなたがフリーのライターで、家で仕事をしているとしましょう。書くことは孤独で、ずっと座ったままの仕事です。バランスを取るには仲間を見つける必要があります。何か歩いたり体を動かしたりするような活動を始めるべきです。あなたに適した「ひと休み」は、仕事を終わりにして友だちに会いに出かけることかもしれません。あるいは友だちと一緒に公園をジョギングするのもいいでしょう。一方、忙しい勤務時間（大勢の人に会ったり、ミーティングに出たり）を過ごしている人なら、あなたに向いた「ひと休み」は、時間を作っていい本を手にくつろぐか、切手収集に取り組むか、あるいは絵を描くことかもしれません。一日じゅう人と過ごしたり、新しい状況に順応したり、多くの情報を頭に入れたりしていると、毎日毎日とても疲れるでしょうから。あなたの心には休息と気晴らしが必要です。

楽しみのオアシスをつくる

日常のストレスを減らすのに最も効果的な方法の一つは、一日のなかに「楽しみのオアシス」をつくることです。あなたがしていて楽しいと思うちょっとした活動を、一度にほんの少しの時間するだけでいいのです。

たとえば、私（シャーリー）は読書が大好きです。でも一時間のあいだずっと座って本を読む暇はありません。だから私は自分で「ひと読み」と呼んでいることをするのです。私はたいてい手元にさまざまな本を置いています。そして何か軽くつまもうと腰を下ろすたびに（私はちょくちょく食べます！）本を読むのです。友だちとおしゃべりしたり、手紙を書いたり、犬と遊んだり、テレビでおもしろい番組を見るのも好きです。こうしたことが私の言う、毎日のちょっとした楽しみなのです。

あなた自身のために楽しみのオアシスをつくりましょう。特にストレスの砂漠に囲まれているときには。なぜなら、ストレスと緊張が和らげられないままで息抜きできないと、家族にとってもあなたにとっても何もいいことはないからです。

朝から不快なニュースを耳に入れない

朝、起きるとまっさきにラジオやテレビをつけて、ニュースや天気予報を聞く習慣のある人は多いものです。これはとてもよくないやり方です。ニュースというのは常に悪いものです。朝からそんなものを聞くと、その日の気分まで悪くなってしまいます。朝、何か聞かなければならないのなら、何かステキな音楽を録音して、それを聞きましょう。あるいは何か元気の出る、楽しいものを（天気については特定の番号にダイヤルすればいつでもわかります）。

「でもニュースを聞かずに、世の中で何が起こっているのかどうやって知ればいいんですか？」と聞く人もいます。今、世界には何十億もの人間がいます。それはつまり、いいことも悪いことも、何十億もの出来事が世界中で起こっているということです。でもマスコミは、人に聞かせたいニュースだけを選びます。あなたの近くに住んでいる女性が友人たちとステキな夜を過ごした、なんていうことは報道しません。だれそれがついに待ちに待った昇進を果たした、などということも教えてくれません。自分の人生を生きている平凡な人間については、何も報道しないのです。

それでも多くの人が、自分は新聞を読んでいるし、ニュースも聞いているのだから、「何もかも」知っていると思っています。あるいは逆に、ニュースを聞くのをやめてしまったら、自分は「何も」知らないままになってしまうだろうと思っているのです。

パニック発作を起こしやすい人たちは、よくも悪くも、環境にとても左右されやすいものです。私たちはきわめて影響を受けやすく、だからこそ消極的な思考でなく、積極的な思考で心を元気づけてやることで実に多くのものを得られるのです。

心の古傷を癒す

ずっと以前に起こった、過去のつらい出来事に気持ちを集中しすぎて、今の生活に多くのストレスを抱えてしまうことがあります。これでは絶えずかさぶたをかきむしっているようなものです。傷が治るチャンスを消してしまいます。

クレア・ウィークス博士は、その著書『神経的苦痛からの解放』で、この点でよく効く四つの「原則」を提案しています。そのことを直視し、受け入れ、漂い（少し気持ちを緩め、手を放し、そんなに古傷にばかり固執しないで、という意味で）、そして時間がたつにまかせておく。もうひとつ原則をつけ加えてもいいでしょう。ほかの関心事、ほかの友人たち、ほかの経験が生活に入ってくるようにするのです。そうしたものがいい影響をもたらしてくれ、まさにあなたが傷を癒すために必要としている塗り薬になるかもしれません。

生活がいいことで満たされると、それほど怒りっぽくなくなるし、自分が受けた不当な仕打ちについてくよくよ考えることもずっと少なくなります。

心配するのは「心配タイム」だけにする

多くの人がとびきりの心配性です。よくそんなに時間があるものですね！　私はそういう人たちには「心配するための時間を作りなさい」と言います。私はこれを心配タイムと呼んでいます。すべての心配をこの時間にだけして、一日の残りの時間は、ほかのことのために取っておくのです。個々の心配が心に浮かぶたびに「ああ、こんなことを考えてはいけない。ストレスを抱えてはいけない」などと考えるのではなく、自分にこう言い聞かせればいいのです。「あとで考えよう。四時になったら」（でも、そのあいだずっと心配事を覚えておくことができなくても、驚かないように）。

いいことを探す

「大切なのは生活のなかで起きるちょっとした出来事だ」。これまでに何度もこの言葉を聞いたことがあるでしょう。それでは次のことを試してみない手はないですね。一カ月間「ステキなことの日記」をつけるのです。毎日、目にしたステキなこと、心に触れたちょっとしたことを記録しましょう。たとえば、ガラスにどんなふうに日の光が差したかとか、花の色とか、だれがどんなふうに微笑みかけてきたかとか……。周囲のありふれたものに喜びを見つけるようにするのです。

日常の、ストレスの多い生活環境や人とのぶつかり合いに立ち向かっていると、何をしても状況を変えられないように思えるかもしれません。でも、前向きな考え方をして、いいことを探していると、奇跡が起きることもよくあるのです。

たとえば、ある相談者は次のような手紙を書いてきました。

以前、私は仕事で多くのストレスを抱えていました。それはおもに、私が好きではなかった女の子のすぐそばで仕事をしていたからです。彼女には我慢できませんでした。彼女の言うことなすことに、本当にいちいち腹が立ったものです。でも、ある日、(どうしてそんなことを考えたのか自分でもわかりませんが)こう思ったのです。まったくの悪人やまったくの善人なんていない、と。だから自分に言い聞かせました。この人にも何かいいところがあるにちがいない。そして長所を探しはじめたのです。すると彼女について自分が好きな点をいくつか見つけたので、それらの長所のことだけを考えるようにしました。そうしたら奇跡が起こりました。彼女は私に対してずっと親切になったのです! 私が前より好意を持つようになったのを感じてか、彼女のほうも私を好きになりはじめたのだと思います。そうして私たちのあいだに友情が育ちはじめました。

今では、仕事はずっとうまくいくようになりました。朝、会社に行くのが楽しみです。もう自分のまわりにあった否定的要素を感じないからです。いい気分です。それにちょっと自分を誇りにも思います。だって、率先して状況を変えたのは私なんですから。

目標を持つ

だれにでも目標は必要です。何か、それに向かって必死に努力するもの、なし遂げるもの、楽しみにするものが必要なのです。私(シーモア)は、老人養護施設で人々があっという間に衰弱していくのを見てきました。年のせいばかりではありません。楽しみにするもの、それに向かって突き進んでいくものが何もなかったからです。万事至れり尽くせりで、彼らがしなければならないのは食べて寝ることだけでした。でも、人にはそれ以上のものが必要です。人間は自分で自分のために努力して、障害を克服し、問題を解決するようにできています。これはいいストレスなのです。ストレスについての研究で世界的に有名なハンス・セリエ博士（オーストリア生まれのカナダの内分泌学者。一九〇七―一九八二）ならそう言ったでしょう。

あなたはどんな目標をもっていますか？　ビジネスを始めたいですか？　学校教育を終えたいですか？　仕上げてしまいたいやりかけの仕事がありますか？

人生について考える

もっと前向きな考え方をすること、カップが半分空《から》だと考えるのではなく、半分入っていると考えるようにすることが大切だというのは、だれでも知っています。

でもそれは、悲しいことなんか決して、絶対に、考えてはいけないということではありません。感じやすい人は何を考えていても、ときおり悲しいことを思い浮かべるものです。そうした悲しみは人生の一部なのです。大事なのは、これは人間ならだれもが経験することで、自分は世界でただ一人、苦しむべくして神に選び出されたわけではないと悟ることです。

生まれたばかりの男の子を亡くした若い女性についての昔話を覚えていますか？　悲嘆に暮れた彼女は賢者を訪ね、悲しみをすぐに癒してくれる薬がほしいと頼みました。賢者は答えました。たった一日でいいから、これまで一度も悲しんだことのない女性のリボンをもらって髪につけなさい、と。彼女はくまなく探し回りましたが、そんな女性は一人も見つけることができませんでした。そしてついに、自分の苦しみはほかのだれもが経験していることとそんなに変わらないのだ、と気づいたのです。自分だけではないと知ったとき、彼女の悲しみは晴れました。

以前、パール・バックの本で、主人の息子と恋に落ちた小間使いの話を読んだことがあります。彼とは決して結婚できないことはよくわかっていて、それを思うと小間使いは悲しくなりました。彼女はさまざまなことを自問しはじめます。人生は悲しいものなのだろうか、しあわせなものなのだろうか？ そしてこんな結論に達します。人生は本来、悲しいものだ。人は決してすべての願いをかなえられることはないのだ。でも、そう考えることで彼女は逆に満足しました。自分だけが苦しまなければならないわけではない、とわかったからです。

ときどき、相談者から死ぬのが怖いと言われることがあります（私もそんなに死にたいわけではない、と私は答えます）。でも、死への恐怖には往々にして人生のむなしさが隠されているものです。終末期を迎えた患者の反応について多くの研究をしてきた、心理学者のローレンス・ルシャンは、かつて病院に訪ねたある女性の話をしています。その患者は癌で死のうとしていました。彼が話を聞いていると、彼女は突然泣き出しました。彼は、それは彼女が死にかけているからだと思い込み、慰めようとしました。「いいえ」と彼女は言いました。「もうすぐ死ぬから泣いているんじゃないんです。私が泣いているのは、一度も本当に充実した人生を送ったことがないからです！」。

生きる意味があると、本当にやり遂げたいと思っている仕事があると、夜が明けて仕事に取りかかれるのを待ちきれない思いでいると、死への恐怖は消えてしまいます。

有名なカリフォルニアの心理学者、ロシェル・マイヤーズは、以前、次のように言っていました。「大半の人は無事に死を迎えられるように、人生を爪先立ちで歩いている」。そういう人たちは用心しすぎるあまり、本当の意味で生きているとは言えません。

あなたはそんなふうにならないようにしてください。

ストレスに対抗する七つの秘訣

1 だれかを変えようとして時間をむだにするのはやめましょう。そんなことをしてもうまくいきません。あなたが変えられるのはあなただけです。

2 一度に一つのことだけをしましょう。一度にいくつものことをするのは自慢できることかもしれませんが、ストレスももたらします。

3 さまざまなことに興味を持ち、さまざまな友人を持ちましょう。そうすればひとつがうまくいかなくなっても、いつも別のものがあります。

4 特に困った問題がある場合、紙に書き出してみると大いに役立ちます。書き出してみるという行為そのものが、考えをはっきりさせる助けになります。ひとたび問題が明らかになると解決しやすくなります。「問題をうまく述べることができれば、半分解決したも同じ」です。

　問題を書き出したら、考えつくかぎりの選択肢を挙げます。まず、どの選択肢だとうまくいくかなどと判断しようとせず、あまり考えないですぐに書きましょう。考えられるだけの選択肢を書きおえたら、最初に戻ってそれぞれについて自分の意見を書きます。評価をしおわったら、そのなかでベストのものを選びましょう。それでも、ときにはどれもあまり気に入らないこともあります。その場合は、どうしてもいやなものから削除していって、残ったものをやってみるのです。

5 もう一つの問題解決法（問題が明らかになってからの）は、潜在意識を働かせることです。この方法では、問題を解決しようとしてはいけません。ただ事実をつかむところから取りかかるのです。あなたが思いついた、問題に（直接的であれ間接的であれ）関係のあるありとあらゆる事実で心をいっぱいにするのです。すると、ある日、まったく期待していないときに（つまり、心がちょっとほかのことに向いているときに）、ふと解決法が浮かんできます。

答えが全然見つからない場合、それはおそらくあなたが間違った問いかけをしているのです。答えられない質問もあるのです（「なぜ私が？」というような問いかけです）。それなら問題を言い換えましょう。別の角度から見てみることです。

6 問題をより小さく、扱いやすい大きさに分けて考える習慣をつけましょう。いいですか、「一歩で充分」です。

7 創造的な仕事に没頭しましょう。何か、あなたの心がそのことだけでいっぱいになり、早く仕事を始めたくて朝は飛び起きてしまうようなものに。

覚えておいてください。体の調子が改善されれば、栄養をちゃんととって体調をくずすことがなくなれば、そして、前向きな考え方をすることで身体を元気づけるようにすれば、あなたは生活のストレスにもっとよく耐えられるようになります。

主治医の話を聞く

前にも触れましたが、ときおりパニック発作が起きるのはふつうのことです。過労やストレス過剰のとき、体調が悪いときなど、ほとんどだれにでも起こります。ときおりパニック発作が起きるのは病気ではありません。ボストン大学の心理学教授で不安関連障害センター所長のデイヴィッド・H・バーロウ博士は、以前、恐怖症学会で次のように言っています。「どの年をとってみても、おそらく人口の三、四十パーセントがパニック発作を起こしています」。

では何が原因で、パニック発作が繰り返し起こるようになるのでしょう？　どうして発作が続くのでしょう？　なぜこれほど多くの人がパニック発作で苦しんでいるのでしょう？

そこにはさまざまな要因が働いています。たいていの場合、ライフスタイルや環境が要因となって、孤立感が強くなり、自分のことばかりが気にかかるようになります。そのことによって、心気症的傾向、つまり身体の機能を気にする傾向がますます強くなり、また心気症的傾向が強くなることで、ますますその要因が大きくなっていくのです。たしかに、ストレスを抱えていて、そのうえ体調が悪いときには（言い換えれば、副交感神経が一時的に抑えられ、交感神経が優勢になっているときには）、身体のひとつひとつの機能をよりはっきりと感じるようになります。ストレス物質がより多く作られ、身体のさまざまな器官の神経終末が活発になるからです。そうして、心臓がドキンドキンと大きな音を立てているように思えたり、腸のグルグル鳴る音が大きくなったり、といったようなことが起きます。ある意味で、そうしたことに否応なく気づかされてしまうので、心配になるのです。私たちに言えることはこれだけです。かかりつけ医の指導に従ってください。健康だと言われたら、信じましょう。いいえ、あなたは心臓病なんかではありません、脳腫瘍ではありません、喉にはなんの問題もありません、と請け合ってもらえたら、それを信じるのです。プログラムに従っていくうちに、より簡単にリラックスできるようになっていき、神経系がバランスを快復して、そうした症状は治まってくるでしょう。

完璧であろうとしない

周期的なパニック発作に苦しんでいる人たちのもう一つの共通点として、完璧志向があります。ここでいう完璧とは、身体と心にいつでも申し分なく機能してほしいと思っているということです。だから少しでも標準からずれてしまうと、不安になるのです。こうして完璧を求める傾向が別の領域にまで及んでいくと（たいていそうなるのですが）、それがまたストレスの原因になります。たとえば、ある人は常に物事がきちんとしていているのを望み、そうでないときには腹を立てて、いらいらします。家族や友人に完璧であることを求めることもあるでしょう。パニック発作を起こして恥ずかしい思いをさせられるような状況に身を置くのをためらうかもしれません（物笑いのタネになったらどうしよう？）。つまり、「自分が完璧な人間でないと人に気づかれるわけにはいかない」というわけです。こんな非現実的でかたくなな思い込みから導き出されるのは、哀れなセルフイメージであり、そのことでさらにストレスへと追い込まれるのは明らかです。

一生懸命、完璧であろうとすること（そして繰り返し失望しつづけること）が、パニック障害の情緒的側面の根底にあるとする研究者すらいるのです。だから次のように自問してみる価値はきっとあるはずです。害になるかもしれないことについて、どうしてそうムキになるのだろう？　と。

いいですか、優れたものを目指して努力してはいけない、と言っているのではありません。一生懸命に完璧を目指すのと、優れたものを目指して努力するのとではわけが違います。完璧を目指して懸命になれば、完璧でないと自分を責めることになります。優れたものを目指して努力していれば、万事が完璧でなくても自分を責めたりはしま せん。単に、次のときに過ちを正すだけです。喜んで経験から学ぼうとし、いじけたりはしません。

気が狂うのではないかという恐怖について

ひそかにパニック発作に苦しんでいる多くの人が、自分は気が狂うのではないかと恐れています。金切り声を上げてあたりを走り回り、人前で服を脱ぎ捨てたり、子どもを窓から放り投げたりするのではないかと心配になるのです。不安がある段階に達すると、頭がおかしくなり、そうした恐ろしいことを実行してしまうだろうと確信します。それでも、パニック障害の研究で有名なマニュエル・D・ゼーン博士が以前皮肉って言ったように、「バカげたことをたくさん考えたりしないというなら、あなたはこの世の人間ではない」のです。心が酷使されて、身体が疲れ果てているとき、バカげた考えが次から次へと浮かんで混乱してしまうのは当り前のことなのです。

ある日、私は初めての相談者と話をしていました。彼女は言いました。「自分の住んでいる町ならどこへでも行けます。でも隣りの町に行こうとすると、あの恐ろしい感じがするのです。何か恐ろしいことが自分の身に起こるのを想像してしまうのです。事故に遭ってしまうといったような。車が動かなくなってしまうとか、だれかが私の車に押し入ってくるとか。こんなことを考えてはいけないのは解っています」と彼女は続けました。「そして必死になってそんなことを考えないようにするんです。でも考えないではいられません。心に浮かんでくるんです」。

「仮に」と私は彼女に言いました。「これから五分間、白い象のことは考えないでくださいと私が言ったとしましょう。何があっても、どんな形であれ、白い象のことは考えるな、と……。あなたの心には何が浮かびますか？」彼女はちょっとためらい、それから電話の向こうで微笑んだのがわかりました。「白い象です」と彼女は答えました。必死になってバカなことを考えまいとすると、考えてしまうのはほぼ確実です。これは逆説です。何かを考えまいとすればするほど、それは頭から離れなくなります

（よく言うように、何かを覚えていたいと思ったら、最善の方法は必死にそれを忘れようとすることです）。この女性は心配しないでいようと努力するあまり、いっそう心配するようになってしまったのです。

大きなストレスを抱えている人は、バカげたことをたくさん考えるかもしれませんが、だからといって本当にそういうことをしようとしているわけではありません。考えるのと実行するのは別問題です。だれかが逆上して暴れているといった新聞に載るような事件は、パニック発作に苦しむあなたには当てはまりません。そうした人たちは精神病的な性質の深刻な心の病にかかっているのかもしれません。精神病はまったく別のものです。精神病は決して不安障害や神経症に変わったりしません。別々の種類のものなのですから。

精神科医のリチャード・O・アンダーソン博士から、以前聞いたのですが、このことを患者に理解してもらうために、次のような質問をするというのです。「肺炎から肺癌になるのにどれぐらいかかると思いますか？」。正解はもちろん、決してそんなことはない、です。肺炎と肺癌は二つの別個の病気です。でもなかには「六カ月」とか「一年」とか答える患者もいます。すると彼はひそかに用意しておいた別の質問をします。「犬が猫に変わるのにどれぐらいかかりますか？」。その時点で患者はたいてい笑い出します。話の要点を理解したのです。

決して「私は恐怖症だ」とは言わないこと

多くの人が自分のことを説明するときに「恐怖症」という言葉を使います。「私は恐怖症です」とか「私は広場恐怖症なんです」というように。あるいはパニック発作のことを「私の」広場恐怖症と言ったりもします。

広場恐怖症が広く世間に知れ渡ると、ついに「それ」に名前がついたことで多くの人がホッと胸をなで下ろしました。でも、あまりに密接な一体感を持つほどまでに、名前に取りつかれてはいけません。レッテルをつけてしまうと、自分自身をある範疇《はんちゅう》、ある考え方に閉じ込めてしまうからです。それは自己充足的な予言となり、変わるのが難しくなってしまいます。あなたはある決まったやり方で行動することを予期し、ある決まったやり方で行動するのです。でも否定的なレッテルから自分を解放してやり、今は過度期にあるのだと考えると（実際、そのとおりなのです）、試してみることが、新しいことをやってみるのがより楽になります。もしも、これを「私の」広場恐怖症と呼びつづけると、愛情表現のように響きはじめて、やがて別れたくなくなるでしょう！

第一の恐怖と第二の恐怖

パニック障害にうまく対処するために最大の貢献をしたもののひとつに、クレア・ウィークス博士が打ち立てた学説があります。パニック発作には実は二段階あるというもので、博士はこの二つの段階を、それぞれ第一の恐怖、第二の恐怖と名づけています。

第一の恐怖というのは、ひとりでに（だしぬけに）起こる突然の恐怖のことです。第二の恐怖というのはその突然の恐怖に対するあなたの反応、それについてあなたが考えることです。それは次のようなひとり言で特徴づけられます。「ああ、まただ！」「怖い、今度はきっと死ぬ！」「ああ、どうして私の身にこんなことが起こるのだろう?!」「どんどん悪くなっていって、決して終わりがないのだ」。

なぜこのことに気付くのがそれほど重要なのでしょう？　それは問題を二段階に分けてとらえれば、

ずっと扱いやすくなるからです。それぞれの要素を別個の問題として対処できるようになるのです。

第一の恐怖を止められるのは非常に強力な薬だけだと多くの人が信じています。でも、私たちの経験によると、そんなことはありません。第一の恐怖を止めたり予防したりする方法はちゃんとあります。

急いで復習してみましょう。お話ししてきたように、パニック発作が初めに起こるのは次のような状況です。

1 発作を起こしやすい人は、（発作を起こす前に）長期にわたってストレスを抱えてきた。

2 発作を起こしやすい人は、（不健康な習慣により）体調の悪い状態にあり、そのストレスの負荷を処理できない。

でも健康状態がよくなると、そして同時に（状況を変えたり状況への接し方を変えたりして）生活の中のストレスを減らすと、第一の恐怖は起こる回数が減り、激しさも弱まって、すっかり消えてしまうことさえあります。

そうすると本当に第一の恐怖を思いどおりにすることができます。自分のライフスタイルを自分の意思で選ぶことで、恐怖をコントロールするのです。

だから、それほどパニック発作を恐れる必要はありません。なぜならパニック発作はほとんどすべての場合（つまり、もしまた起きるとしても）、前の発作そのものの残像でしかなくなるからです。

そうです。ショックというのは非常に強力な学習ツールです。だからこそ、あなたはある特定の場所や状況を避けることを学んできたのです。だからこそ、ウィークス博士に、ショックを受け入れて「パニックが起きるというなら勝手にさせておけ」と言われたら、たじろがずにいられないのです！　でも、私たちが言っているのは、プログラムを始めると、今度はショックが起こっても、おそらく前ほど強くはなくなるし、それに対処できるようになるということなのです。いったい、どのぐらい続くのでしょう？　数秒？　一分？　数分？　そしてショックの波はひとりでに消えていきます。

『広場恐怖症の簡単で効果的な治療法』のなかで、ウィークス博士は次のように書いています。「〔広場恐怖症の人は〕こう教わるべきです。パニックはひとつの波として起こるのだから、じっと過ぎ去るのを待って、第二の恐怖を感じることで火に油をそそぐというワナに陥らなければ、必ず消えてしまうはずだと。〔第二の恐怖がなければ〕パニックは悪化しません」。

「パニックは悪化しない」というのはとても心強い言葉です。すばらしい。さて、それではもしパニックが悪化しないとしたら、もし最悪のものがすでに起こってしまっていたとしたら、何を恐れることがあるでしょう？

第二の恐怖がつけ加わればいつでも、第一の恐怖が増すことになるのはすぐにおわかりでしょう。静かな池のほとりに立って、小石を投げるようなものです。さざ波が広がり、それからしだいにかすかになり、すべてが消えて池はふたたび静かになります。でも小石を投げつづけているなら、収まるわけがありません。

第二部　七ステップの快復プログラム

第一のステップ　食生活を見直す

「多くの人が、どんなものを食べても、それで病気になることはないと思っています。しかし、自然の法則にはいくつかの決まりごとがあり、健康でいたいのならそれに従わなければなりません」

ヘレン・コンウェイ（栄養学者、ニューヨーク市衛生局）

栄養医学を専門とする著名な精神科医、マイケル・レッサー博士は、栄養とパニック発作について意味深いことを言っています。それは次のようなことです。

不安や、うつ、疲労、心悸《しんき》亢進《こうしん》、恐怖、震えなどの症状を訴えてくる患者に、五、六時間の絶食のあとブドウ糖負荷試験を行ったところ、その九十二パーセントに血糖検査結果の異常が見られた。このことから私は次の結論に達した。血糖値の異常は神経性の症状と生理学的な相関関係にある。そして患者が神経症的性格を帯びた精神的苦痛を示していれば、医者はその血糖値を調べる必要がある。なぜなら、血糖値の異常が見られるケースが非常に多いからである。実際、ほとんど法則となっていると言ってもいい。そして最も迅速な治療法は血糖値の異常に対処することだろう。私は血糖値異常が神経症を引き起こすとか、神経症が血糖値異常を引き起こすとか言っているのではない。むしろ個々の人間をホリスティック医学の観点からとらえたいと思っているので、血糖値の変動パターンはその個人の身体システムで起こる乱れをくまなく映し出すものだと考えている。

しかしながら、血糖値の問題を処置すれば、その患者の健康に速やかな反応と改善が得られることが多く、症状を軽減することも、あるいは完全に消失させることもできる。患者が自分の重大な心理的問題に立ち向かい、取り組んでいくエネルギーを与えることもできるのだ。

食事とストレスへの抵抗力

犬か猫を飼っている人ならきっと、ペットに何を食べさせているかと獣医に聞かれたことがあるでしょう。それなのに、私たちは医者からどんな食事をしているかと質問されることはめったにありません。これにはいつも驚かされます。なんと言っても、大昔から食事と健康のあいだに密接な関係があるのではないかと、多くの人が考えていたのです。「人の健康は食べ物しだい」というのは古いことわざです。食事と健康の関連性は、科学的研究と常識的経験的な知識によって非常に多くの機会に証明されてきました。次にほんの数例を挙げましょう。

第一次世界大戦では、前線の塹壕《ざんごう》の兵士たちが主力となって戦いました。彼らのストレスは、まさに耐えがたいものであったにちがいありません。塹壕は絶えず砲撃を受けています。退却はできません（退却すれば、軍法会議にかけられ銃殺されます!）。前進しても、後退しても、どっちみち死が待っているのです。こうした状況下で、あんなに多くの男たちがいわゆる「戦争神経症」になったことに、なんの不思議があるでしょう? 神経系は断じてこれほど大きなストレスに対処できないのです。

でも奇妙なことに、イギリス兵よりアメリカ兵のほうが、はるかに戦争神経症にかかった人数が多いのです。どちらも前線で同じストレスに直面したのに、なぜこんな差が出るのか? 食事のちがいかもしれないという説が出るまで、謎のままでした。イギリス兵は缶詰の牛肉を食べていましたが、アメリカ兵はドーナツとコーヒーを無理強いされたのです（歩　兵《ドウボーイ》という名称はここからきています）。

第二次世界大戦では、ロンドン大空襲のあいだ、医者たちから報告された「神経の病気」は戦争前に比べて激減していました。そのころの社会には、根本的な変化がありました。こういった時期に特有の非常に強い同志愛が、絶え間のない空襲にさらされるストレスを「相殺」していたのです。全員が一丸となっていました。「いいぞ！」。人々は防空壕で眠り、歌を歌いました。新たに参戦したアメリカ兵たちはある種、生きる喜びをもたらしました。ロンドン市民の食事も同様に目だって変化していました。砂糖は事実上、手に入りません。人々は自家菜園で育てた野菜を食べていたのです。でも戦争が終わり、万事いつもどおりの生活に戻ると、神経的情緒的障害の発生率はまた戦前のレベルに上昇しました。

ジョン・ホプキンズ大学が実施したある研究は、インドの幼い子どもたちに関係したものでした。栄養状態の良好な子どもたちと、そうではない子どもたちです。栄養状態の良くない子どもたちにはあまり冒険心がありませんでした。周囲を探検するのをいやがり、母親にぴったりとくっついて離れようとしませんでした。医者たちが分離不安と呼ぶものにかかっていたのです。これは生理的な観点からすれば道理にかなったことです。周囲を探検するにはたいへんなエネルギーを消費します。でも、エネルギーの源がかぎられている場合、エネルギーを蓄えておくほうが大切ではありませんか？　むやみに使うわけにはいかないのです。安全な世界を離れて、広い世界に出ていくのをしぶるのもまた、あなたの栄養状態に関係しているのかもしれません。

でも、とあなたは言うかもしれません。私よりずっとひどい食事をしている人はたくさんいるのに、どうして私にパニック発作が起こって、そういう人たちには全然起こらないのですか？

もっともな疑問です。要は、私たちはそれぞれストレスへの耐性が違い、だれもが同じように影響を受けるわけではない、ということです。ストレスで潰瘍《かいよう》になる人もいれば、パニック発作を起こす人もいます。パニック発作で苦しんでいる人たちは、すでに健康を損ねた状態にあります。その状態から抜け出すには、基準を満たす以上の食事をとらなければならないのです。普通の食事では足りません。

さらに、周期的なパニック発作に苦しんでいる人は、生まれつき、ある種の基本的栄養素と酸素をほかの人よりも多く必要とするようです。ストレスがある場合、それがはるかに顕著に現れるのです。なぜでしょう？　ストレスがあると新陳代謝が活発になるからです。身体は適応しようとしていっそう努力しなければならなくなり、より多くの対処メカニズム（ストレスに直面したとき、それに対処しようとするしくみ）が働きます。大量のエネルギーが消費されると、それ以上のエネルギーが生み出されなければなりません。前に指摘したように、そのせいで酸素やブドウ糖など、細胞が必要とするものはなんであれ、必要量が増えるのです。

万事が順調なとき、特別なストレスがないときなら、うまくやっていけるかもしれません。でも、いったんストレスが加わると、問題が起こる可能性があります。橋のようなものです。歩行者しか通らない場合は、どんな古い橋でも間に合うでしょう。でも重いトラックや乗用車が渡る場合だと、橋はもっと頑丈に作られていなければなりません。

食べ物のガイドライン

次に、一般的な食べ物のガイドラインを紹介しましょう。でも、食生活になんらかの変化を加える前に、かかりつけ医に相談してください。あなたが抗うつ剤に用いられるモノアミン酸化酵素阻害薬を服用している場合には、これは特に重要な注意点です。

1 **野菜と果物の摂取量を増やす**（野菜のほうに重点を置く）。野菜も果物も栄養素の塊です。繊維が豊富で（動物性食品ではとれないものです）、病気と戦う特性が驚くほどあります。アメリカの心臓病協会や、癌協会、栄養学協会など、どの協会でも「一日最低五種類は食べなさい！」と言うのはそういうわけです（全部で五種類、ということです。野菜を三と果物を二、というように）。

2 **全粒穀類を食べる**。全粒穀類にはビタミンB複合体やその他、生命の維持に必要な栄養素が豊富に含まれています（でも、製粉の過程でその七十五パーセント以上が消えてしまいます！）。

3 **豆類の食品を増やす**。豆腐（大豆食品）、サヤインゲン、レンズ豆、干しエンドウ、赤インゲン豆、黒インゲン豆、リマ豆などの一般的な豆類を食べる。これらは、穀類と組み合わせる（エンドウ豆のスープ一杯と全粒粉パン一枚とか）と、タンパク質のいい供給源になります。古来、世界各地で多くの文化が、この健康にいい組み合わせを発見してきました。ラテンアメリカの米と豆、アジアの豆腐（大豆）と米、ネイティブアメリカンのサコタッシュ（トウモロコシと豆を混ぜて煮たもの）、中東のファラフェル（ヒヨコ豆のコロッケとアラブパン）などです。

4 **糖分を大幅に減らす**（たぶん百パーセント排除してしまうことはできないでしょう）。食品のラベルを読みましょう。コーンシロップ、しょ糖、デキストロースなどは糖の別称にすぎません。「ノンファット（無脂肪）」と記された食品には、たいてい通常よりはるかに多量の糖分が含まれています（蜂蜜も単糖類ですが、砂糖のようなインシュリン反応は引き起こさないようですから少しなら許容できるでしょう。たとえばパンに塗るとか）。

5 **一日に三回たっぷり食べるのではなく、四、五回に分けて少しずつ食べるようにする**。何も食べないで四時間以上我慢してはいけません（どこかへ出かけるときは何か食べ物を持っていきましょう。

身体にいい食べ物は簡単には手に入りません)。

6 **カフェインを避ける**。徐々にコーヒーをやめましょう(カフェイン抜きと書いてあっても、ある程度カフェインは入っています)。アメリカ国立精神衛生研究所の元研究員、トーマス・ウーデ博士は言っています。「カフェインはパニック障害の患者にパニック発作を起こさせることがあるし、量が充分ならば、正常な人にもパニック発作を起こさせることがある」。

7 **一日にコップ六杯から八杯の水を飲む**(ジュースを少し含めてもかまいません)。水は身体にとって最も大切な栄養素です。

8 **脂肪分を控え目にする**。これは肉類を控えるということにもつながります。目に見える脂肪は取り除けても、すべて取り去ることはできません。組織そのものの中にも脂肪は存在します。料理にはオリーブオイルやキャノーラ油を(弱火にかけて)使いましょう。牛乳は無脂肪のものに切り替えましょう。普通の牛乳に混ぜながら少しずつ量を増やしていくと、だんだん味に慣れてきます。「一部水素添加した油(硬化油)」を含む食品は避けてください。水素添加の過程でトランス型不飽和脂肪酸が発生します。これは科学者たちが動脈に害を及ぼすと確信しているものです。

9 **塩分を控え目にする**。レストランの食べ物や缶詰製品、加工肉、硬質チーズ。これらはすべて非常に多くの塩分を含んでいます。自然食品店をチェックして、もっと身体によくて似た製品を探しましょう。味つけにはもっとハーブやスパイスを利用しましょう。

10 **いろいろなものを食べる**。同じものばかり食べつづけてはダメです。新しい野菜や果物を試しましょう。新しい種類のパンや穀類(米、アワやヒエなどの雑穀やソバ)を食べるようにしましょう。

食物ピラミッド

栄養学者たちは、食事はおもに複合糖質で構成されるべきだと言っています。複合糖質とは何でしょう？　果物と野菜と、それに全粒穀類です。

だれでも、アメリカ農務省が発表した食物ピラミッドのことはよく知っています。ピラミッドのいちばん下は穀類が占めています（日常の食物摂取量の大半をここからとらなければなりません）。でも、私たちはそれよりはるかに優れた食品モデルがあると考えています。それはＵＣＬＡ人間栄養学センターが考案した、カリフォルニア料理ピラミッドです。この食物ガイドではピラミッドのいちばん下に果物と野菜、そのすぐ上に全粒穀類を置いています。その上の層はタンパク食品です。豆、豆腐、無脂肪牛乳、魚介類、鶏肉、卵白、それに脂肪のない赤身の肉です。これらはほかより少なめにとるべき食品です。ピラミッドの頂上にあるのは調味料です。調味料は食べ物に風味を与えてくれますが、少しずつ使うべきものです。オリーブオイル、キャノーラ油、ナッツ、アボカド、スパイス、ハーブ、オリーブ、シード類、チーズ、チリペッパー、それにニンニクなどがこれに含まれます（さらに詳しいことが知りたければ、デイヴィッド・ヒーバー博士の著書を読んでみて下さい）。

この食品プランは健康によい栄養がとれるというだけでなく、体型をコントロールして、体重を標準値にするのに役立ちます。太りすぎの人には、思わぬおまけまでついてくるというわけです！

食生活早見表

現在の食生活を採点するために、これを試してみましょう。紙に次のような図表を描いてください。

タンパク質（動物性）	果物、野菜、豆
その他	全粒穀類

これから三日間、あなたが食べたものすべてについて、該当する欄に線を引いて記録していくのです。一日の終わりに線が何本になったか数えましょう。適切な食事をしていれば、図表の下側の線のほうが多くなるでしょう。たとえば、こんなふうです。

タンパク質（動物性） ———	果物、野菜、豆 卌
その他 ———	全粒穀類 卌 —

食べる前に考えよう

あなたはおいしい食事を終えたばかりです。ナプキンを口に当て、料理についての感想を二言三言つぶやきます。あなたの気持ちの上では食事は終わりです。

でも、本当にそうでしょうか？　あなたの身体に関して言えば、食事はまだ始まったばかりです。今度は身体のほうが、あなたのために必要な栄養素を引き出さなければなりません。あなたはいい配給元ですか？　必要な材料を提供していますか？

甘いものを食べたらすぐにパニック発作が起こるかもしれないから、ほんのわずかなチョコレートもケーキも金輪際、口にしてはいけないと言っているのではありません。なんと言っても、この社会では、楽しいひとときと食べることは切り離せないのですから。あなたには楽しい、普通の生活を送ってほしいのです。つまり、パーティーに出かけたり、友だちを訪ねたり、旅行をしたり、といったことです。ほかの人々がこうした禁じられた食べ物を食べているのを見るのが、どれほど誘惑的かはわかっています。ときどき誘惑に負けたからといって、この世の終わりが来るわけではありません。健康を取り戻していて、もう体調が悪くないのなら、たまに食べてみても（ドカ食いするように、と言っているわけではありません）、害にはならないでしょう。

生活からこうした食べ物をいっさい排除したとしても（「生きているかぎり、私は二度とふたたびケーキを食べない！」）、食べたい気持ちがつのるだけです。たまにどうしても何か甘いものを食べたいのなら、なるべくタンパク質を多く含んだ食品と一緒にとりましょう。砂糖やコーヒーが空っぽの胃袋に与える衝撃は強烈ですし、血糖値が大幅に急上昇します。

だから自分に厳しくせず、常識を働かせてください。たまに見て見ぬふりをしても、それはただあなたが人間だということです。あなたの仕事は味蕾《みらい》にだけでなく、全身の細胞に食べ物を与え、栄養を供給してやることだと、どうか理解してください。

考えるべき食品

・果物と野菜　かつて、食料品を買うのは今よりもはるかに単純なことでした。でも、現在では多くの新しい化学物質が食べ物に添加されています。これらの化学物質の中には適正に検査されていないものや、好ましくない報告があるにもかかわらず、いまだに市場に出回っているものもあります。だから、有害な殺虫剤を散布されていない、有機栽培の果物や野菜を買うようにしましょう。そのような食品が手に入らない地域に住んでいるなら、代わりに自分で育てることもできます。家庭菜園については役に立つ本がたくさん出ています。

・パン　今ではアメリカの多くの地域のスーパーマーケットで、全粒粉パンをごく普通に見かけます（包装紙には「小麦粉」ではなく「全粒粉」と記すことになっています）。でもできるかぎり、自然食品店か地元のパン屋さんで買ってください。そういうところで売っているパンなら、大量生産のパンのような化学添加物はたいてい含まれていませんし、水素添加したショートニングを使わずに作るのが一般的だからです。

・豆類　マメ科の野菜は、典型的なアメリカの食事では長いあいだなおざりにされてきました。マメ科の野菜は、複合糖質の優れた供給源で、血糖値を急激にではなく、ゆるやかに上昇させることが一貫して証明されてきました（それは繊維が多く含まれているからだと考える研究者もいます）。

ガスがたまって不快だというので豆類を避けているなら、こうしてはどうでしょう。豆を水から入れて（豆1対水5の割合）煮立て、十分間ゆでます。そのまま一晩置いてから水を切り、新しく水を入れて調理を続けます。この方法だとビタミンが若干失われますが、タンパク質はちゃんととれます。

・**フルーツジュース**　できるだけ、ジュースを飲むよりも果物をそのまま食べるようにしてください。果物には果糖（単糖類）が含まれていますが、繊維と果肉も含まれ、体内でゆっくりと分解されていきます。一方、フルーツジュースは繊維と果肉が取り除かれているので、むしろ精製食品の部類に属しています。ジュースを飲むなら、百二十ｃｃぐらいまでにしておきましょう。

・**牛乳**　乳酸とパニック発作との関連から、牛乳を飲んでも大丈夫かどうか疑問に思うかもしれませんが、心配はいりません。牛乳中の乳糖は消化管で処理されるもので、私たち自身の身体が作り出す乳酸とはなんの関係もありません。牛乳アレルギーでないなら、どうぞ飲んでください。

・**肉**　肉には脂肪が多く含まれています。その上、発育をよくするため、よく牛にホルモン剤と抗生物質を注射している場合があります。これらのことを含めていろいろな理由から、今では医者の多くが患者に赤肉《レッドミート》の摂取量を減らすように勧めています。どうしても牛肉や豚肉や鶏肉を食べるなら、量を少しにして野菜をたっぷり添えてください。逆はダメです。

・**人工甘味料**　これはお勧めしません。これらの製品の長期的影響はまだわかっていません。それに甘いものがあまりほしくならないように、味蕾を訓練しなおすことは可能です。どうやって？　一カ月間、余分な砂糖をいっさい断つのです。やってみてください。今食べている砂糖を含んだ食べ物は、あなたの味覚には甘すぎるだけだとわかるでしょう。

・**食品照射**　私たちはこの新しい食品保存方法を警戒しています。これは食品への高エネルギーの電離放射線照射を伴います。ときに若干の栄養素が失われるだけでなく、放射の過程で食品に多少の副産物が見つかっているのです。こうした副産物はごくわずかですが、放射過程でだけ生じるもので、多くの科学者がこれに注目しています。

ビタミンについて

ビタミン剤を飲むべきかどうか？　飲むように強くお勧めします。でも次のことに注意してください。ビタミン剤は食べ物の代用品では**ない**、**い**、**い**、**い**、ありません。単なる栄養剤です。いい栄養補給は食事でするもので、錠剤でするものではありません。食べたいものが何も食べられないので、「その埋め合わせに」錠剤を飲む、そういうものではないのです。

ではなぜビタミン剤を飲むべきなのでしょうか？　あなたが耐えてきたストレスで、身体は消耗しきっているからです。まず第一に、パニック発作をもたらしたそもそものストレスだけでなく、繰り返し発作が起こることで耐えてきた日々のストレスもかかっています。そしてまもなく初めての場所、あるいは長いあいだ行っていなかった場所に行こうとしているのですから、助けが得られるなら、どんなものでも必要です。

ビタミンB群（B1〈チアミン〉、B3〈ニコチンアミド〉、そしてB6〈ピリドキシン〉）は、身体から乳酸を排除するために特に大切なビタミンです。乳酸とパニック発作との関係について前にお話ししたことから考えると、これは非常に重要な点です。でもこれらのビタミンは、ほかのB複合体の仲間と一緒に摂取されたときに最も効き目があるため、単独でとるべきではありません。言い換えると、ビタミンB群はほかのビタミンと一緒になって働くのです。

私（シャーリー）は多くの相談者から、どんな種類のビタミン剤を飲んでいるのかと聞かれます。私は医学博士のケネス・クーパーとその同僚たちが考案した、ビタミン／ミネラル／抗酸化剤の組み合わせが気に入っています。クーパー博士（「エアロビクス」という用語の生みの親です）は、フィットネスと予防医学についての一流の研究者の一人です。私は博士の意見を信頼しています。

このビタミン複合体では補えない、唯一の大切な栄養素はカルシウムです。私たちには一日に少なくとも千二百ミリグラムのカルシウムが必要で、その大半は食べ物からとらなければなりません。八オンスのコップ二杯（約四百六十ｃｃ）のスキムミルクを飲めば、八百ミリグラムのカルシウムがとれます。硬質チーズ約三十グラム（一切れか二切れ）で二百ミリグラム、プレーンヨーグルト一カップ（アメリカの料理用計量カップは日本とは異なり、二百五十ｃｃ）で四百ミリグラム、カルシウム強化オレンジジュース約百二十ｃｃでだいたい二百ミリグラムです。緑色野菜二品目（たとえばケール二分の一カップとブロッコリー二分の一カップ）でおよそ三百三十ミリグラムとれます（それでも、野菜に含まれるカルシウムは、乳製品のカルシウムほど身体にとって有効ではないことを知っておいてください）。以上を合計すれば、毎日の必要量を満たすだけのカルシウムをとることができます。

なんらかの理由で乳製品がとれないなら、あるいは毎日のカルシウム摂取量が推奨量に届かないなら、カルシウム剤を飲むことを考えるべきです。クーパー博士によれば、カルシウム・クエン酸塩（たとえばシトラカル）が打ってつけです。この形のカルシウムは他より身体に吸収されやすいからです。

いざというときに勇気を出すためのお弁当

今恐れている場所に改めてまた行こうとするとき、あなたは前線に出かけていく兵士のような気持ちになることでしょう。こう思うかもしれません。この「戦い」から無事に帰ってこられるだろうか？　うまくいくだろうか？　そういうことを考えると大量のアドレナリンが分泌され、ひどく消耗してしまう場合もあります。

心配ごとがあると大量のエネルギーを消費します。そのために、血液中の正常な糖の供給量が激減してしまうことがあります。だから出かける前に食事をすませ、さらに非常用弁当を持っていくのが賢明です。

血糖値が比較的安定してゆるやかに上昇し、エネルギーを維持させてくれる食べ物があります。そのような食べ物は「GI値（血糖指数）」が低いと言われています。GI値というのは、食べ物が血糖とインシュリンの反応を引き起こす程度を判定する尺度です。お弁当には次に挙げるものの中から選んでください。リンゴ、洋梨、オレンジ、グレープフルーツ、マスクメロン、サツマイモ、グリーンピース、ヒヨコ豆、レンズ豆のスープ、スパゲティー、オールブラン（シリアル）、スキムミルク、低脂肪ヨーグルト（ほかの食べ物でもいいのですが、ここに挙げたのがベストです）。

朝食はとても大切な食事

もう何度も耳にしているように、朝食は非常に大切な食事です。朝食はエネルギーを高め、脳と身体を働かせてくれます。朝起きて食べ物を見るのもいやだというのは、たぶん前の晩に食事をとりすぎたせいか、真夜中に何か食べたか、ラジオかテレビのニュース番組をつけているからです。

朝、どんなに急いでいても、とくに現在では楽に手に入る製品を使えば、朝食を作るのは簡単です。お湯を沸かすのにどれぐらいの時間がかかるでしょうか？　パック詰めの袋を破り深皿に入れてお湯を注げば、温かく栄養のあるシリアルが食べられます。オレンジジュースをコップに入れるのに時間はかかりません。前の晩に固ゆで卵を作っておくのも簡単です。

ドライシリアルに冷たい牛乳をかけて果物をトッピングするのが好きなら、それでもかまいません。非常に良質のシリアルも売っています。ひどく質の悪いものもありますが。「ヘルシーなシリアル」はどこに置いてあるのか、店員に聞きましょう（別の棚や、目だたない場所に置いてあることがときどきあります）。原材料名をチェックしましょう。包装の前面でうたっていることではなく、小さい活字で印刷してあるものです。驚きますよ。

私が朝食にシリアルとオレンジジュースを挙げたのは、単にそれがいちばん用意しやすいからです。でも、実際は何を食べてもいいのです。もちろんです。私は朝食に「夕食にするようなもの」をとってきたところです。サンドイッチにシチューにスープです。

大胆になりましょう。何か新しいことを試してください。

料理を楽にするための三つの原則

多くの人と同じく、あなたも手の込んだ食事を作る時間や趣味はないとしても、あきらめることはありません。それでも健康的なものは食べられます。最小限の手間で、おいしい栄養たっぷりの食事を作るのがどれほど簡単か、お見せしましょう。三つの基本原則に従うのです。

第一の原則は、賢い買い物をする、です。食物ピラミッドに基づいて、大切な食べ物、身体にいい食べ物を買いましょう。

私（シャーリー）はスーパーに行くと、まず青果コーナーに行き、いろいろ（新鮮でおいしそうなものはなんでも）買い込みます。カートに果物と野菜を積みおわると、次に穀類と乳製品を見て回ります。ジャンクフードはいっさい買いません。誘惑に負けるのが怖いのです。それに、自分で作れて、質のいい食事になるおいしい軽食がいっぱいあるのに、ジャンクフードを買う必要があるでしょうか？

　第二の原則は、前もって調理する、です。一段階だけ調理して、保存しておくのです。

　多くの人は一日に食べる分だけ調理します。余ったものはなんでも「残り物」と呼びます。でも、「残り物」を食べたい人がいるでしょうか？　私は料理するとき、わざと一度に必要な量以上を作ります。だれが毎日料理したいなんて思います？　そんな時間があるでしょうか？　食べ物は保存できます（少なくともしばらくは）。冷蔵庫も冷凍庫もあるのです。こうした文明の利器を使おうとしないのなら、持っている意味はありません。

　それから、一段階ずつ料理することをお勧めします。一度に全部やれとは言いません。たとえば、このあいだの夜は見たいテレビ番組が始まるまでのあいだ、次の日に作るつもりの料理のために、野菜をいくつか皮をむいて切っておきました。キッチンで丸一時間も過ごす必要はありません。もちろん、そうしたいのなら別ですが。ここで五分、ここで十分というようにして、帳尻を合わせるのです。

　テレビの料理番組を見たことがありますか？　講師は自分の前に全部の材料をどういう形で置いているでしょうか？　すでに切ってあったり、下ごしらえしてあったりしますね。講師は、こっちの皿やあっちの皿から材料を取って混ぜ合わせ、フライパンに放り込むだけ。そして完成！　そう、あなたも同じようにすればいいのです。

　面倒な仕事でも細分化して取り組みやすくすれば、重圧感はなくなる、と言います。料理についても同じです。料理をしようと思ったとき、すでに調理済みか途中まで調理した材料があれば、作業はずっと楽になるでしょう。

ひとつ例を挙げましょう。このあいだ、私はキッチンで別の料理を作っているときに、タマネギとマッシュルームを炒めました。簡単でしょう？　フライパンにオリーブオイルをたらし、タマネギとマッシュルームを入れ、ほんのちょっと炒めただけです。それから水少々（約二分の一カップ）を加え、ふたをしてとろ火で煮ました。柔らかくなったら冷まして、小さな容器に入れて冷蔵庫にしまいました。

翌日、私は冷蔵庫からゆでたブロッコリーを出してきて、小房に分けました。インゲン豆の缶詰を開けて水けをきり、ブロッコリーと一緒にボールに入れました（面倒ではないでしょう？）。その上にレモンを少々搾り、前日に作った炒めたタマネギとマッシュルームを加え、スパイス（セロリシードとディル）を少々振りかけ、混ぜ合わせたのです。おいしかったですよ！　調理済みのヌードルがあったら、それも入れていたところです。

この料理はいくらでもバリエーションをつけられます。別の種類の豆、別の野菜、別のパスタを使うなど、バリエーションはかぎりなくあります。

そして文字どおり数分でテーブルに食事を出せます。

しばらく前に、私は図書館で友人のリーザに会いました。私たちはその午後、ある場所に行くことにしたのですが、決まった時間までに着く必要がありました。私はまずリーザをランチに招待しました。それから時計をちらっと見ると、あまり時間がないことがわかりました。

「心配ないわ」と私は言いました。「五分でランチができるから」。

彼女は「約束よ、時間を計るからね」と言います。そして私たちは賭けをしました。どうなったと思います？　私の勝ちでした！（実際のところは、料理は五分でなく四分でできました）。

これが冷蔵庫にいろいろ常備しておくことの利点です。調理済みのものから選べばいいのです。急に空腹に襲われて、「すぐに」何かを食べたいときにちゃんとあるのです！ お手軽な「ジャンクフード」に手を出して、あとから「おっと、またやってしまった！」なんて言うことはなくなるでしょう。適切な食べ物をストックしておけば、何をつまんでもいい栄養になります。

一度に全部料理して（そして終わらせて）しまうほうがずっと楽で、汚れ物も少なくてすむとお考えかもしれません。特に多くの材料をひとつの皿に盛ってしまうときなどは。そう、そのとき一回しか料理しないのなら、たぶんそうでしょう。でも来る日も来る日も料理をしなければならないとしたら、前もって少しずつ（時間があって気が向いたときに）作っておくのがベストです。必要に迫られている（「五時までに作ってしまわなければ！」）わけでもないし、キッチンでの時間を楽しく過ごせます。

食事の仕度を簡単に手早く済ませるための第三の原則は、できるときはいつでもレシピの中に出来合いの（店で買ってきた）品を組み込むことです。

近ごろは、だれもがとても忙しく、食品メーカーはそのことをよく知っています。インスタント食品がこれほど多く出回っているのはそのせいです。で、も、（そしてこれは大切な「でも」です！）、そうした食品のほとんどで発生する問題は、塩分の含有量が多すぎることです（ラベルにわざわざ「塩分無添加」と書いていないかぎりは）。そして、化学添加物が多すぎることと、水素添加した油を使っていることです（「ノンファット（無脂肪）」と書いていないかぎりは）。「ローファット（低脂肪）」と書いてある食品さえ、必ずしもそうでないことがあります。そういうわけでラベルを読むのはとても大切です。包装の前面（ここではメーカーは言いたいほうだいです）ではありません。後ろか側面にある「成分表」のことです。ここには事実を書くように食品医薬品局に命じられています）。あなたの栄養基準に合うときだけ出来合いの品を使ってください。

以上の三原則（適切な食べ物を買って帰る、一段階だけ簡単に調理して冷蔵庫に保存しておく、そして「身体に優しい」出来合いの品でそれらを補う）を心にとめておくと、料理は本当におもしろく、そして創造的にもなります。

「でも私は好き嫌いがある」という人に

多くの人が「エンドウ豆は嫌い」と言います。それはブロッコリーだったり、ニンジンだったりします。私（シャーリー）は長いあいだ、こう言っていたものです。「私はなんでも好きだけれど、エンドウ豆のスープだけは別だわ」。私は母の作った濃厚なエンドウ豆のポタージュを考えていたのです（ゲエ！）。ところがある日、友人がとてもおいしいスープを出してくれました。「とってもおいしいわ」と私は言いました。「これはなあに？」。「エンドウ豆のスープよ」友人が答えました。

おお！

ケールもまたほとんどの人が嫌う野菜です。それでも、これまで私が読んできたどの栄養成分表でも、ケールは常に優れた食品のリストのずっと上のほうに挙げられていました。私は長いあいだ、ケールを使ったいいレシピはないかと探してきましたが見つかりませんでした。ところが、ヌードルと炒めたタマネギとトマトソース（あるいはスープ）に混ぜると、おいしいことがわかったのです！

そう、すべてあなたがどういう調理をするか、どういう味つけをするか、ほかの食べ物とどう組み合わせるか、などにかかっているのです。だから、ずっとある特定の（栄養価の高い）食べ物を嫌いだと思っていたなら、試してみてください。実験です。やってみないと何もわかりませんから！

調理済みのもの（蒸した野菜、缶詰など）が手元にあると、「やってみる」のはぐっと楽になります。三原則に従い、新しい組み合わせを考え出すことで、手軽で、健康的な料理はいくらでも作れます。

レシピの見本

レシピの見本はベースとして使い、材料を少し変えるだけで別の料理がたくさん作れます。次にいくつか例を挙げます。

《果物または野菜のパイ》

1　果物か野菜を小さめに切る（必要なら皮をむく）。大きなボールに約四カップ分を入れる。ブロッコリーやカリフラワーのような野菜を使うなら、最初に蒸しておく。ニンジンやズッキーニを調理するなら、細かく刻むかすり下ろしてもよい。

2　水またはジュース（調理する果物または野菜に合いそうならなんでも）を入れた皿に全粒粉のパンを四切れ浸し、余分な汁気を絞る。パンを指でぼろぼろにほぐして、果物か野菜を入れたボールに加える。

3　レーズンをひとつかみと、よければ好みの調味料を加える。

4　卵白を一、二個分泡立てて加える。

5　全部混ぜ合わせ、オリーブオイルかキャノーラ油を塗ったオーブン皿に注ぎ入れる。百六十度で「焼き上がったように見える」までおよそ一時間、焼く。

次に私が試してみた組み合わせを挙げておきます（どれもおいしかったですよ！）。
・リンゴとグレープフルーツジュース
・果物の取り合わせとグレープジュース
・カリフラワーと水（焼き上がりに砂糖を少し振りかけました）
・ニンジンとオレンジジュース
・ブロッコリーとトマトジュース
・ズッキーニとパイナップルジュース

《焼き野菜》
友人のマリー＝ジャン・ラクロワお勧めのレシピです。
1　ふたつきのキャセロールに、冷凍のミックス野菜を一、二袋分入れる（分量はキャセロールの大きさによる）か、一口大の生野菜を取り合わせたものを二、三カップ使ってもよい。その場合「固い」野菜が底のほうにくるようにする。
2　タマネギを薄切りにし、野菜の上に載せる。タマネギは焼けるにつれて「溶けて」、水分とうま味がしたたり落ちていく。
3　水またはトマトジュースを注ぐ。必要なら調味料を加える。塩とこしょう、「イタリアふうスパイス」、「中華ふうスパイス」など。
4　ふたをして百八十度で約一時間焼く（固めの野菜が好きなら、十分ほど早めに取り出す）。

これに肉類のタンパク質を加えたいなら、解凍済みまたは調理済みの骨なしの鶏胸肉を使いましょう。キャセロールの底に置くだけです。焼き時間は、鶏肉が生の場合は約一時間、調理済なら三十分です(ちゃんと火が通ったかどうか確かめてください。中がピンクではダメです)。

《サラダ》

サラダに入れるのは、レタスとかトマトとかキュウリといった野菜だけ、と思っている人もいますが、そんなことはありません。果物だって入れられます。リンゴ、オレンジ、キウイ、洋梨、ブドウ、アボカド。もっとも必ずしも全部を一度に使う必要はありませんが。あるいは小房に分けたブロッコリーやすり下ろしたニンジンのような、栄養価の高い野菜を加えてもいいでしょう。私は玉レタスは使ったことがありません。栄養価がほとんどないからです。その代わり、ロメインレタスかサニーレタスを使いましょう。私はよくオリーブオイルとレモン汁に、ガーリックパウダー少々とサラダ用ハーブを散らしてドレッシングを作ります。

ほかにいくつか、サラダのいい取り合わせを挙げておきます。

・ホウレンソウのサラダ　ホウレンソウ、マッシュルーム、オニオンリング(タマネギの輪切りを溶かしバターで揚げたもの)
・赤と緑とオレンジのサラダ　サニーレタス、オレンジ(房に分けたもの)、赤ピーマン
・ポテトサラダ　小さく切ったジャガイモをゆでて冷ましておく。別のボールで無脂肪のレモンヨーグルトとライトサワークリームを同量混ぜ合わせる。そこにジャガイモを加え、そっと混ぜ合わせる。

リーキ（ポロネギ）と、細かく刻んだ赤か緑のピーマン、エンドウ豆などを加える。
・栄養たっぷりツナサラダ　果物もしくは野菜サラダにツナ缶かサケ缶（水けを切ってほぐしたもの）を加える（マヨネーズを使わず、サラダドレッシングのみにしましょう）。

《野菜スープ》
寒い冬の日に、温かいスープ以上に食欲をそそるものがあるでしょうか？　栄養たっぷりのスープを作る簡単な方法は、市販のスープをベースに使って次のものを加えることです。豆類ならなんでもＯＫ。ゆでるか蒸したニンジン。サツマイモ。ケールやコラードグリーン（いずれもアブラナ科の青菜。代用するなら大根葉や小松菜などがお勧め）のような、栄養があるのにそれほど人気のない野菜を少々。私がこれまでいちばんおいしいと思った一皿は、カブの葉を加えたものです。
市販のスープにはたいてい塩分が大量に含まれている（一人前で塩分五百ミリグラム以上）ので、気をつけてください。スープを薄めるか、あるいはほかのどこかで塩分を減らせば、なんとかなります。

《シナモンとウォールナッツの「コーヒーケーキ」》
私（シャーリー）がオフィスで働いていたとき、毎朝、いろんな種類の焼き菓子を積んだコーヒーワゴンが巡回してきました。私のお気に入りはサクサクしたコーヒーケーキでした。もっと健康を意識して食べようと決めたとき、私は大好きなコーヒーケーキに代わるものがないかと考えました。私はあのケーキの何が好きだったのだろう？　そう、ウォールナッツとレーズンの歯ごたえ、そしてシナモンの味が好きだったのです。そうして私はこのレシピを考えつきました。

全粒粉パンを二枚トーストする。カテージチーズかフレッシュファーマーチーズを塗る。レーズンと細かく刻んだウォールナッツを散らして、シナモンと砂糖を混ぜ合わせて振りかける。あなたにはあなたのケーキがあってはいけないなんて、そしてそれを食べてはいけないなんて決まりはありません。

カフェインとパニック発作

パスグループでの最初のころの相談者の一人を思い出します。パニック発作で困っている若い外科レジデントでした。手の震えがひどすぎて、手術できないことがよくあったのです。食事について質問すると、彼は一日にコーヒーをだいたい二十杯ぐらい飲むと答えました！　それがパニック発作の原因の一つだ、と言うと、彼は憤慨しました。「そんなはずはありません。ぼくは何年も大量にコーヒーを飲んできたんです。それなのに前には一度もこんなことはなかった！」（彼は今では昔よりはるかに多くのストレスを抱えているとは、考えようとしなかったのです）。「それに」と彼は続けました。「コーヒーとパニック発作になんらかの関係があると書いた医学書はありませんよ」。

今では間違いなくそう書かれた本があります。アメリカ国立精神衛生研究所の元研究員、トーマス・ウーデ博士は、パニック発作を起こしやすい人にカフェインが有害な作用をもたらすことを証明しました。彼はカフェインを、世界で最も広く用いられている、精神状態に悪影響を与える薬、と呼んでいます。

カフェインはコーヒーだけでなく、お茶にも、ソフトドリンクにも、チョコレートにも入っています！　市販の頭痛薬や風邪薬にもたいてい入っています。毎日、大量のカフェインをとる習慣があるなら、徐々に減らしていくことで禁断症状を防ぐことができるでしょう。

アルコールとパニック発作

ときどきこう言う人がいます。「私は神経質だから、酒を飲む必要がある」と。アルコールに依存していることを認めようとせず、やはりバーに足を向ける人もよくいます。でもアルコールは糖分の多い食事と同じで、問題を解決してくれません。実際には悪化させるだけです。一時しのぎにはなっても、あとでひどい目にあいます。

肝臓は、糖の貯蔵庫であるだけでなく、ゼロから糖を作り出すこともできます（身体のタンパク質と脂肪を使って作るのです）。これは身体に蓄えられた糖が使い果たされてしまい、非常事態に陥ったときに起きることです。でも、アルコールはこの働きを妨げます。つまり、空《から》の胃袋に、ほかの食べ物なしにアルコールが入ってくると、血糖値が危険なほど下がることがあるのです。それにまた別の要素もあります。アルコールをとりすぎると、身体からある種の栄養素が失われてしまいます。糖分の多い食事と同じようなものです。

アル中の人の多くが、実際にはパニック発作に苦しんでいるのであり、アルコールで神経を安定させようとしているのではないかと私たちは考えています。落とし穴は、それではうまくいかないということです。

たばことパニック発作

あなたが喫煙者なら、おそらくたばこと休息は同じだと考えてきたでしょう。でも科学的な研究結果によれば、そうではないことが証明されています。ニコチンは交感神経系を刺激します。それこそあなたが望んでいないことです。たばこを吸うとすぐに気分がよくなると感じるのは血糖値が上がったからです。でもあとで反動がくることを忘れてはいけません。糖で起きるのとまったく同じような反動が。

スウェーデンの研究論文（イギリスの医学雑誌ランセットで報告されたもの）は、喫煙中に血糖値が急激に（三十五パーセントも）上昇することを明らかにしています。ある研究者によると、たばこを吸ったあと急激に血糖値が下がることで、「チェーンスモーキングの習慣や気つけにもう一本ほしくてたまらなくなる気持ちが、よりはっきりと説明できる」のです。喫煙者がニコチン抜きのたばこを与えられたとき、急激な上昇もそれに続く下降も起こりませんでした。

もちろん、今さら言うまでもないことですが、たばこを吸うとどれほど酸素摂取量が減ってしまうかご存じでしょう。

食生活改善はあくまでプログラムの一部

食生活に気をつけることは、快復するために不可欠です。でも、食生活の見直しは快復プログラムの一部にすぎません。すべてではないのです。あなたがありとあらゆる否定的な考えを抱え込み、いたるところに危険を見ていると、まだパニック発作の問題は解決しないでしょう。絶え間のないストレスと不安は、警報システムを消耗させます。ですから、残りの六つのステップに取り組み、生活のほかの面も変えていく必要があるのです。

第二のステップ　リラクゼーションを学ぶ

「どんなことでも繰り返し繰り返しやりつづけると、うまくできるようになる。それが自然の法則だ」

ジャック・キャンフィールド（『こころのチキンスープ』の著者）

ある恐怖症会議で、かつて外出できなかった若い女性のビデオを見たことがあります。ビデオには、彼女が初めてバスに乗って出かけるところが写っていました。バスに乗っているあいだじゅう、彼女は座ってこぶしを握りしめ、何度も何度も両手をもみ合わせていました。もし彼女が、出かける前やバスに乗っているあいだは随意筋をリラックスさせるようにと教えられていたら、究極の苦痛を味わいながら座っているのではなく、もう少しこのバス旅行を楽しめていたかもしれません。

リラクゼーションは不安の対極にあります。リラクゼーションと不安は共存できません。あなたが普段からひどく心配性なら、考え方を変えて反対側に向かって進みはじめるべきです。反対側に到達するかどうかではなく、その方向へ進んでいるという事実が、結果的にあなたをどこかまんなかのあたり、言い換えれば、正常な位置に行き着かせてくれます（あなたはそれを望んでいるのでしょう？）。

さて、リラクゼーションには、さまざまな程度があります。一時的にリラックスした気分になること（自然に身をまかせる、重力で下に引っぱられるのを感じる、身体を「重い」と感じる）から、長時間に及ぶリラクゼーション、つまり横になって目を閉じ、リラクゼーションテープを聞いているときに得られるような、深くリラックスした感じまでです。

一時的なものと、長時間のもの、どちらのタイプのリラクゼーションも、とても大切で必要です。一時的なリラクゼーションは、現実に恐れていた状況にいるときに、立ち向かう手助けをしてくれます。そして毎日長時間のリラクゼーションを続けていると、一時的にリラックスするのが楽になります。だから、どちらのリラクゼーションも必要です。

リラクゼーションは技術ですから、ほかの技術と同じように学べるものです。でも毎日続けて練習しなければなりません。あなたの筋肉は、とにかくリラクゼーションがどんなものなのか学んでいきます。実践することによって学ぶのです。筋肉は楽にリラックス状態に入り込めるようになってきます。ダンスを習うのと同じです。何度も練習してから、なんとかダンスフロアに立ち、そして踊ります。いずれ、あまり考えなくてもできるようになるのです。

快復プログラムの一環として、毎日リラクゼーションを続けることをお勧めします。毎日リラクゼーションを続けていると、どういうことが起きるのでしょうか？　これまでの神経過敏状態が和らぎ、神経系が興奮しにくくなっていきます。ささいなことでそれほど悩まなくなるし、四六時中、それほど心配過剰でいることもなくなるでしょう。

先に触れたように、不安である（もしくはパニック発作を起こす）のと同時にリラックスするのは、物理的に不可能です。筋繊維は全部伸びているか、きっちり巻きついているかどちらかで、中間はありません。電気のようなものです。オンかオフかなのです。筋繊維はいくつものまとまりになって働きます。いくつかのまとまりが崩れてほぐれれば、ほかの筋繊維のまとまりもそれに加わろうとします。そうしてリラックス状態が深まっていきます。だから、できるかぎり多くの随意筋をリラックスさせると、それに対応する神経細胞もリラックスさせることになるわけです。全体的な考え方としては、緊張が高まる前に、できるかぎり多くの神経細胞をリラクゼーションのプロセスにもっていく、ということです。

脳と筋肉に関係する神経は二組あります。一組目の神経（感覚神経）は周囲から感覚と情報をもたらし、もう一組（運動神経）は周囲にメッセージを送るのです。私たちは物に触れ、体を動かし、音を聞きます。また常に周囲と相互に作用しあっているので、どちらの組の神経も絶えず活発に働いています。一方が充分にリラックスしていると、神経のメッセージは弱められます。和らげられ、休むのです。こうして、リラックスタイムは酷使された神経系にとってうれしい休息になる、というわけです。

なかなかリラックスできないという人がたまにいますが、結局のところ、その人が本当に恐れているのは、自然に身をまかせることだとわかります。それは「コントロールをなくす」のと同じことに思えるため、パニック発作に苦しむほとんどの人にとっては、考えるだけで怖いことなのです。「力を抜く」と言い換えるのがいいかもしれません。この状態を説明するにはこのほうがより的確でしょう（ロサンジェルス医学センターの元精神医学臨床講師、マラリン・L・ティアーの提案です）。

リラクゼーションのテクニックを覚えよう

筋肉にリラックスを学ばせるには、さまざまな方法があります。次に有益だと思われる方法をいくつか挙げておきましょう。一時的なリラックスをもたらしてくれる簡単な方法は、実際に恐怖にとらわれている場合に緊張を和らげるのに充分役立ってくれるでしょう。これらのテクニックを身につけて、必要な場合にリラクゼーションに役立ててください。もうひとつの時間をかけた方法は、深いリラックス状態として知られる別の治療型のリラクゼーションで、毎日欠かさず続けるべきものです。

・腹式呼吸

胸郭上部で浅い呼吸をすると、交感神経系が活発になることを知っていますか？　そしてストレスを受けているとき（つまり交感神経系がすでに活発になっているとき）、自動的に胸郭上部の呼吸に切り替わるのを知っていますか？　二つは連動しています。神経質な人の多くは、自分が胸郭上部で浅い呼吸をしていることに気づいていません。こんな呼吸を続けていると、結局は過呼吸になってしまいます。充分な空気を取り込めないため、身体がさらに息をすることで埋め合わせようとするからです。

一方、腹式呼吸（あるいは横隔膜呼吸とも呼ばれます）は、気持ちを落ち着かせるほうの副交感神経系と結びついています。それ以外に肺の下葉により多くの酸素を運んでくれます。酸素の量は約二十五パーセント増えるのですが、そのことがあなたの感じ方に大きく影響してきます。

幸い、呼吸はある程度、自分でコントロールできます。つまり、ストレスを受けたときにはいつでも、自在に腹式呼吸に切り換えることができるのです。

次にやり方を説明しましょう。

1　背筋を伸ばして座る。鼻からゆっくり深く息を吸い込む。息を吸い込むとお腹が少し出るはずです（難しかったら、お腹の中で風船を膨らませていると思ってください）。そのまま四つ数える。

2　唇をすぼめ、ゆっくりと口から息を吐く。息を吐き出すにつれて（これは重要なことです）、もも、ひざ、足首にかけて（いくぶん）ゆったりした感じが伝わっていくのに気づくでしょう。その感じに集中するのです。

私は腹式呼吸を「お腹の息」だと思っています。あなたもときどき（絶えずではなく）やっていますよね？　ちょうどたばこを吹かすときなどに（たばこなんて、とんでもないことですが）。
だから、座っていて、緊張を感じたときにはいつでも、少し「お腹の息」をしてください。そしてリラックスしましょう。

《六秒間のリラクゼーション》

・QR

QRは緊張を取り除くのに、よく効く方法です。QRというのはクワイエティング・リフレックス（鎮静反射）という意味です。これはコネティカットを中心に活躍する、神経学者で精神医学者のチャールズ・F・ストレーベル博士によって開発されたテクニックです。QRは簡単にできます。ほんの六秒しかかかりませんが、緊張を和らげるのにとても効き目があります。

1　動きを止めるか、ペースを落とす（座ってもいい）。
2　次のようにして顔の筋肉の緊張をほぐす。
　a　心の中で微笑む。
　b　笑みが顔に浮かび、目に向かって広がっていくのを想像する（歯を食いしばらず、口を少し開けておく）。
　c　自分に言い聞かせる。「私の目はキラキラ輝いている」。
3　深い腹式呼吸をする。
　a　足の裏の穴から息を吸い込み、それが脚を伝わって昇ってきて、胃に入ってくるのを想像する。

b　温かさと「重さ」が上のほうに広がってくるのを感じる。

4　ゆっくり息を吐きながら、

a　空気が足の穴を通って逆流していき、一緒にすべての緊張を運び去ってしまうと想像する。

b　同時に、あごと舌と肩をだらんとさせる。

（もう一度はじめから繰り返す）。

どうしてこんなに簡単なテクニックが、それほど役に立つのかと思うでしょう。これには次のような原理が働いているのです。

1　身体の見張り番である視床下部は、身体じゅうの筋肉が緊張状態（あるいはリラックス状態）にあるというメッセージを絶えず受け取っています（私たちが自覚しないうちにです）。筋肉がほぼリラックス状態にあるというメッセージを受け取ると、見張り番もリラックスします。だから、ペースを落とすと（そしてあせらずにいると）、警戒過剰の見張り番にもリラックスさせてやることになるのです。

2　この訓練が顔の多くの筋肉と関係していることに注目してください。筋肉と神経がつながっていることを思い出してください。顔の筋肉の対応する神経細胞は脳の大きな部分を占めています。たとえば、舌には背中のはるかに広い範囲よりも、もっと多くの神経束があるのです。ですから顔面筋肉のすることは、いわばたいへんな重みを負っているのです。顔の筋肉がリラックスしていると、脳の多くの神経束もまたリラックスします。

あとで説明しますが、適切なイメージを使うことで、身体がリラックスするのを助けることができます。細胞は何が本当で何がそうでないかを見分けることはできません。あなたが温かさと快適さという形で安心感をイメージすれば、筋肉細胞もそれに反応してほぐれていきます。

普通、ストレスを受けているときには歯を食いしばります。肩の筋肉は張って、丸まっています（いつでも攻撃・逃避ができるように）。したがって、これらの筋肉を意識的にリラックスさせると、そのメッセージは見張り番に送られ、どんなストレスであれ蓄積するのを妨げる働きをします。

3　深呼吸は脳により多くの酸素をもたらし、同時に胸筋をリラックスさせる役にも立ちます。

4　あらゆる緊張が身体から去っていくのが「わかる」と、強烈なイメージが呼び覚まされます（それだけでどんなに安心できることか！）。

緊張を感じたりせき立てられたような気持ちになるのは、すぐにギアを切り換えてＱＲをするように、という合図です。ＱＲは一日に百回でも二百回でもできます。繰り返し続ければ続けるほどうまくなります。緊張したときの対処としてのＱＲの効果を高めるからです。そしてしばらくすると、反応は自動的に起こるようになります。

これがどんなに有益な手段かわかりますか？　ＱＲはいつでも、ほぼどんな状況でもできるし、しかもわずかな時間しかかかりません（百回やったとしても、一日にたったの十分です）。

・「心を静める石」

一年ほど前、私（シャーリー）は教会の修養会に誘われました。夏のことで、修養会は美しい庭で行われました。一日の終わりに、輪になって座っていると、リーダーが祈りを唱えて私たちを祝福しました。それから彼女はみんなに小石の入った皿を回しました。私たちはそれぞれ一つずつ石を取り、手に握りました。私はすべすべしたピンクの石を選びました。次いで、みんなでそれぞれグループのだれか一人を名指して、祝福を送りました。本当にステキな、そして霊的なひとときでした。

家に帰ると、私はその石をキッチンの窓の桟に置きました。私はよく石を手にして、窓から自然の風景（木々や鳥）を眺め、あの修養会でどれほど穏やかな気分でいたかを思い出していました。何度もそういうことがあり、その結果、石が手にあるのを感じるだけで、即座にリラックスして心が和むことがわかりました。そういうわけで、私はそれを「心を静める石」と呼んでいます。

私のしたことは、自律神経系を訓練し、ある一定の刺激に反応してリラックスさせることだったのです（パブロフの犬のようにね）。

あなたにも同じようなことができます。適当な小物を見つける（あるいは買う）だけでいいのです。あるいは小さなボール紙に絵や写真や「ラッキーコイン」を貼りつけてもかまいません。あなたがそれを穏やかな、あるいは楽しい気持ちと結びつけることが肝心です。それがいっそう意味深いものになるように、何か儀式を考え出しましょう。そして、それを手にしたときにいつもステキなことを考えるのです。ほんの数秒でかまいません。何度もやってみてください。そうすればすぐに、あなたのなかで二つのもの（心の平安とその小物）が結びつき、あなた自身の「心を静める石」が手に入るでしょう。

《二分間のリラクゼーション》

・目のリラクゼーション訓練

目が脳の延長だとみなされることを知っていましたか？　そして目が完全にリラックスしていると、身体全体がリラックスしやすくなるということを？

次に、一日のうちに折りにふれてできる、目のエクササイズを紹介しましょう。これらのエクササイズの利点の一つは、どこでも、仕事中でもできるということです。

手のひらで包む——テーブルにひじを突く。両手をカップのように丸めて目を覆うように当て、手のひらで顔を包むようにする。目にはまったく触れないこと。ただ目の周囲の骨格を支えるようにする。この姿勢で少しのあいだ座ったまま、気持ちのいい自然の光景や行ってみたい場所を思い浮かべる。

目で文字を書く——座っていても、横になってもいい。目を閉じる。ただ、目を動かして8の字や、円や、アルファベットの文字を書くだけ。

近くを見て遠くを見る——本をたくさん読んだり、細かい仕事をするときはいつも、ほんの少しのあいだでいいので、時々遠くの物を見て目を休ませるようにする。これはコンピュータを使って仕事をしている場合、特に大切なことです。

《五分間のリラクゼーション》

・ゆっくりした動きの「軽い」ストレッチ

深いリラクゼーションを始めようとしていつもより緊張していると感じる場合、あるいはより深いリラックス状態に入りたいとき、五分ないし十分かけてゆっくりした運動をして準備します。

軽いストレッチは筋肉を伸ばし、徐々に緊張を解きほぐしてくれます。一九二〇年代にリラクゼーションの技術を研究しはじめたシカゴの医師、エドモンド・ジェイコブソン博士は、筋肉を緊張させてそのまま数秒間持続させてから解き放ってやると、その結果得られる筋肉のリラックス状態は、まったく筋肉を緊張させなかった場合よりはるかに大きいと指摘しています。

その効果は、中国の町の広場で老いも若きも毎朝励んでいる、太極拳に非常によく似ています。なぜなら、ゆっくり身体を動かすと、緊張を数秒間持続させることになるからです。

ラジオをつけて、何かソフトな音楽を見つけて好きなように踊ればいいのです。さまざまな身体の動きを、きわめてゆっくりとおこない、気持ちよくできる範囲でポーズを持続させましょう。

《三十分のリラクゼーション　長時間のリラクゼーション》

テレビを見ているあいだや、編み物をしているときはリラックスしている、と多くの人が言います。でもここで言いたいのは、そういうリラックスではなく、深いリラックス状態のことです。一日に二十分から三十分のあいだ、身体がとてもリラックスして、ぬいぐるみのようにだらんとして締まりのなくなる時間のことです。

深いリラクゼーションは一時的な緊張や不安を和らげるだけでなく、その効果が累積していって、実生活の状況のなかでも続いていきます。リラクゼーションをするたびに、筋肉に完璧なリラックス状態とはどういうものかを教え込んでいるのです。つまり、筋肉にリラックス状態を覚えやすいようにしているわけです。こうして、パニック発作が始まる前に阻止することができます。緊張が高まり、そして打ち負かされる前にリラックスするのです。

だから、深いリラクゼーションの訓練をするために、毎日二十分から三十分くらいの決まった時間をとっておくのは、とても重要なことです。ドアにカギをかけ、受話器を外し、三十分間夫に子どもたちを見ていてもらいましょう。プライバシーと、平穏と、静けさを確保するために必要なことは、なんでもしてください。これはあなたの時間です。あなた自身がよくなるための時間なのです！

自分のために時間を使うことを後ろめたく感じる人がいます。家族から時間を奪うように思うのです。もしあなたがそう感じるなら、次のように考えてください。あなたが病気なら、どうしてほかの人の面倒が見られるでしょう？　家族に与えられる最上の贈り物は、最高のあなた自身です。つまりあなたは自分の心身両面の健康に気を配る時間をつくらなければならないのです。

おそらく、いいリラクゼーションにとって最も重要な前提条件は、受動的で無抵抗な姿勢でしょう。何も、受け身の人間になれと言っているのではありません。でもこの三十分ほどの間は、ガードを下げ、受容的に、受動的になることをお勧めします。なぜ？　それは、深いリラクゼーションが攻撃・逃避反応とは正反対の方向にあるものだからです。交感神経系が優勢になると、バランスを回復するために正反対の反応を引き出す必要があるのです。

深いリラクゼーションのあいだには、次のような有益な生理的変化が起こります。

1　脳波のパターンがα波の状態になる。これは休息状態の特徴です。
2　酸素の消費量が減る。
3　乳酸の生産量が激減する。

・オーディオを使った瞑想

私たちが見つけた、深いリラクゼーションに至る最上の方法はカセットテープなどを使うことです。これには昔からの瞑想のあらゆる特徴、つまり何か注意を集中するもの（声）、快適な姿勢などが含まれています。それでも、瞑想が必要とするような、最初の訓練期間はいりません。ただ椅子に座るか、横になるかして、目を閉じて心を落ち着かせてくれる声を聴くだけです。聴きながら、その声が思い起こさせるイメージや光景をつくり上げていくのです。この一連の手順に没頭すればするほど、リラックスできるようになります。

私（シャーリー）がこのオーディオリラクゼーションを初めて知ったのは、何年も前のことです。教えてくれたのはかかりつけの歯科医、ダーウィン・アーカウ博士でした。彼は私ほど神経質な患者に会ったことはないと言いました。ある日、私は歯の充塡をしてもらうために彼の診察室にいました。彼は私にエピネフリン（アドレナリンの別称）入りのノボカイン（局所麻酔薬）を注射しました。私はまさにその場でパニック発作を起こし、歯の治療を拒否しました。次に訪れたとき、彼は麻酔ガスを試しました。それもうまくいきませんでした。吐き気がしたのです。そこで彼はこう提案しました。「いいですか、あと一つだけ試してみてもいいかもしれません。深いリラクゼーションという方法なのですが、それにはあなたに全面的に協力してもらわなければなりません」。その時点で、私はどんなことでも試してみたいと切実に思っていました。彼が話しかけ、私は耳を傾けました。すぐに私はとてもリラックスし、彼は歯を削り始めました。痛みはまったく感じませんでした。処置は最初から最後までとても心地よく、効き目があったので、私はすっかり驚いてしまいました。彼はただ私に話しかけただけだったのです。

この初体験のあと、私はリラックスするためだけに彼の診察室に行きました。虫歯の穴のことなんか気にもしていませんでした！　私があまりに熱心なので、彼は私のためにリラクゼーションのセッションをひとしきり録音してくれました。パスグループではそのテープに基づいてメンバー向けのリラクゼーションテープを作りました。市販されているリラクゼーションテープを使うこともできます。

・深いリラクゼーションの体験

深いリラクゼーションとはどんなものか？　それはすがすがしい体験です。目を開けて伸びをすると、一晩ぐっすり寝たような感じがするのです。身体の疲れがとれたように思え、心は穏やかで安らかになります。

相談者の一人、ラチェル・ヒルはその気分を次のような詩にして送ってくれました。

瞑想／リラクゼーション

平穏のとばりが下りてきて
私の肩を柔らかな、白い羽で包む。

焦りやあがき、
ピンと張ったクモの巣、
すべては吹き払われた。

黒いビロードのカーテンが下り、
静けさが訪れる
夜明けの静寂の時のように

甘い、甘い安らぎが
私の手足と舌と目を鎮める
聞こえるのは私の柔らかい息づかいだけ。

時計のない私の世界が好きだ
毎日、その静寂と平和を感じ、
日々、私は生まれ変わる。

リラクゼーションは欠かさず続ける

よくこんな質問をされます。すべてのリラクゼーションテクニックを習慣的に続けなければならないのですか？　深いリラクゼーションテープをやるだけで充分じゃないんですか？　と。

長いリラクゼーションタイムも、短いリラクゼーションタイムも、ともに必要だ、というのが答えです。短時間のエクササイズのうち一つか二つ（あるいはそれ以上）を選び、日課に加えてください。時間は大してかかりません。それで快復するなら有益な時間だと思いませんか。

リラックスしたらリハーサルをする

パニック発作の対処法を学ぶいい方法は、あなたを苦しめてきた状況（スーパー、車、飛行機など）で自分が、い、か、に、どんな行動をとるかを、前もってリハーサルしておくことです。これをするのに最適なのは、あなたが本当にリラックスした状態にあり、気をそらせるような外部からの刺激がないときです。

くつろいだ状態で、リラクゼーションテープをかけましょう。完全にリラックスしてください。それから、心の目で「こうでありたい」自分を見るのです。

たとえば「ドライブしている」自分なら、自信に満ちて運転席に座り、車を走らせながらすべて（通り、歩行者など）を見ているところを思い描くのです。実生活で緊張を和らげるためにやっているように、空想しながらQRをする練習もできます。

このタイプのリハーサルは視覚化と呼ばれるものですが、特にリラクゼーションと結びついたとき、実際の状況で成果を上げるのにきわめて効果的です。これはスポーツ界でよくイメージトレーニングに使われているテクニックです。

パニック発作が起こりそうなのを感じたら――応急処置をする

みんなそれぞれに「あのパニックの予感」を、少しずつ違ったふうに経験しているものですが、きっとあなたはパニック発作が起こりそうなときの初期の徴候に気づいているはずです。それは例の「もしそうなったらどうなるだろう」という考えかもしれません。「今起こったらどうなるだろう？　みんなどう思うだろう？」。あるいは、まだちゃんと反応できるかどうか確かめようとしはじめるかもしれません。「まだものを飲み込めるだろうか？　呼吸できるだろうか？」（恐怖を抱くと、唾液が分泌されなくなるので、ものを飲み込むのが難しくなるかもしれません。恐怖で胸筋が締めつけられると、正常に規則正しく呼吸するのが難しいと思うかもしれません）。あるいは気持ちが内側に向いて「徴候」を探すので、周囲で起きていることに注意が向かなくなるのかもしれません。

目標は、パニック発作が起こらないようにする方法を学ぶとともに、必要な場合にどうやって発作に対処するかを学ぶことです。支援システムがあるのを知っていれば、自分のために何かができると知っていれば、もっと安心していられるでしょう。

前にとりあげた場面を覚えていますか？　初めてバスに乗って、両手をもみ合わせていた若い女性の話です。私はその映像を見たとき、映画で見た昔の出産シーンによく使われた描写手法を思い出しました。子宮の収縮がくるたびに、母親はベッドの柱に結びつけた布地をぎゅっとつかむのです。これと、イギリスのグラントリー・ディック＝リード博士が提唱した自然分娩法（『恐怖のない出産』）をくらべてみてください。ここでは母親はまさに子宮が収縮しているときに、リラックスして身をまかせなさいと教えられます。これは子宮を広げてやるためです。抵抗も邪魔もせずに収縮が押し寄せてくるがままにしてやると、痛みは大幅に軽減され、多くの場合消えてしまうことすらあります（恐怖と痛みはよく似ています。ともに筋肉の緊張を伴います。当然のことながら、筋肉が緊張すればするほど、痛みや恐怖は増します）。

同じように、パニックのときこそ身をまかせ、「力を抜く」反応ができるように訓練しなければならないのです。普通はさらに緊張するものです。でもそうすると、実際にはいっそう緊張を呼ぶことになります。

私たちにできる最善のアドバイスは、「逃げないで」ということです。そう、それこそあなたがしたいことだとわかっています。でもダメです。それはいい方策ではありません。なぜなら、逃げ出すこと、退却することですぐに安心感を得てしまうと、いやなことを避ける習慣が身につくだけだからです。逃げた「ご褒美」に安心を得られるわけですから。

でもそんなものは、つかのまの勝利にすぎません。長期的な効果を考えてください。不快感を覚えはじめるとすぐ逃げ出すように訓練してしまったら、どうして結婚式に出席したり、旅行をしたり、授業に出たり、レストランにいったりできるようになるでしょう？　それよりも、その場にとどまって、私たちの方法を使って自分でパニック発作を押さえつけてしまったほうがよくありませんか？

これがその応急処置の方法です。

1　**ペースを落とし、立ち止まる**（逃げ出さない）。できれば座る。数回（必要なだけ）ゆっくりと、深い腹式呼吸をする。ゆっくりと息を吸い込み、そのまま止めて、ゆっくりと吐き出す。

2　**身体の「重み」を感じる**。重力に引っ張られ、下のほうに向かってぐいぐい引かれるままになる。完全に受け身になる。

3　**健康であることを考える！**　自分が健康だということを（あなたにそう告げている医者の顔を）思い出す。自分を怖がらせない！

4　**パニックの感覚が通りすぎるのを待つ**。高濃度のストレス物質が血中に流れているときは、それらが消えてしまうまで少し時間がかかります。

その後すっかり治まったら、自分に問いかけてみてください。なぜこんなことになったのだろう？心か、身体か、どちらが問題だったのだろう？　また、もしもの場合どうなるだろうと考えて自分を怖がらせなかっただろうか？　最後に食事をしたのはいつだったのか、そして何を食べたのか？

第三のステップ　運動をする

「運動をするのはベイリウム（精神安定剤）を飲むようなものだ」
ジェーン・ブロディ（「ニューヨークタイムズ」紙科学部門編集長）

なぜ運動がそれほど心を落ち着かせてくれるのでしょう？　次のインタビューで、元ダンサーでスポーツインストラクターのパム・コラリがその理由を説明しています。

パム「運動は実際にストレスを軽減してくれます。ストレスは筋肉が緊張した状態です。身体にストレスが蓄積されていると、野生動物が猛り狂っているようなものです。今にもだれかに襲いかかりそうになるのです。必要なのは、この筋肉の緊張を緩めてやることです。運動をすれば、筋肉にたまった緊張が解けます。

このスポーツサウナには秘書が大勢やってきますが、彼女たちが来ると本当に驚きますよ。仕事直後に到着する一団を迎えると、そのうちの半分には話しかける気になれませんね。それほど意地悪くて不機嫌なんです！　だからこちらは挨拶もそこそこにすませてしまいます。でも帰るときになると、『ステキな夜を』という感じで、彼女たちは最高の気分になっているんですよ！」

シャーリー「まったくそのとおりですね。私は以前、ランチタイムにジムに通っていたんです。上司は本当にいい人だったんですけれど、ときどき神経がくたくたになってしまって。私はジムに通っていたから、体を動かす時間を持つことができました。オフィスに戻ってくると、とてもいい気分でリラックスしていましたね。それに上司に対しても優しい気分になれましたし。午前中、彼がどんなにひどかったたか、忘れてしまっていました」

パム「それに、首の後ろがこわばっているときや、『緊張がひどい、マッサージが必要だ』というときは、筋肉は硬くなっていくつもの小さな球状になっています。それをなんとかしてやると、ずっと気分がよくなります。筋肉が緊張して首の筋肉がこわばると頭痛がすることもあるんですよ」

シャーリー「そう、首が痛くなることもありますね！　年配の女性たちにはどうなんでしょう？　定期的に運動していないとか、運動していたけれどやめてしまったから、これから始めても手遅れかもしれない、と思っている人は多いですね」

パム「決して遅すぎるということはありません。人の身体は驚くべき有機体です。運動はいくつからでも始められます。ひとつ覚えておかなければならない大切なことは、長期間運動していなかったのなら、ゆっくり始めるということです。それにかかりつけの医師の診察を受けるべきですね。知っておかなければならないこともあるでしょうから。ゆっくり運動を始めると、身体を鍛え上げることができます。そうすれば、あとはそれを維持するだけでいいんです」

シャーリー「年齢について言えば、宇宙飛行士の多くが四十代というのは興味深いですね。四十代後半の人もいるんですよ。そしてその人たちが選ばれたのは、体調が最高の状態にあるからなんです！　だから、もう四十歳だし、年だから運動できないなんて話を聞くと、笑ってしまいますね」

パム「たしかにそうですね。身体には、ほとんどどんなことでも教え込むことができるんですよ。非常に訓練のきくものなんです」

以前テレビで、六十八歳の女性が数年間空手をやったら関節炎が治って、その後、黒帯昇段を果たした、というのを見たことがあります。彼女は素早い蹴りで板を割って、観衆は大喜びでした。彼女は身長百五十センチで、体重は四十五キロぐらいしかなかったんですよ。

彼女にこんな奇跡的な方向転換ができたのですから、あなたにもできないわけがありません。

有酸素運動（エアロビック・エクササイズ）

有酸素運動は身体を鍛えて、より効率的に酸素を運ぶようにするものです。身体がこうした運動の厳しい要求に適応しようとするにつれて、酸素運搬システムが強化されてきます。

いくつか有酸素運動の例を挙げておきましょう。

水泳	ボート漕ぎ
ウォーキング／ランニング／ウォーキング	ダンス（手足を動かす場合）
その場駆け足	ジョギング
早歩き	縄跳び
自転車	柔軟体操（継続して行なう場合）

ほかにも、たとえばウェイトリフティングやヨガなど、身体の外側の筋肉を強化して発達させるのに役立つ運動はたくさんありますが、有酸素運動ではありません。身体に酸素を処理することを覚えさせ

るものではないのです。長く続く運動ではないので、心臓や肺を充分に鍛えてくれないからです。

有酸素運動であるためには、継続的なもので、心拍数を上げるのに充分なエネルギーを使っておこなわれなければなりません。たとえばソフトボールのような、動きがとぎれる運動は有酸素運動ではありません。早歩きは優れた有酸素運動です（ジョギングはお勧めしません。本当にジョギングを楽しめるスポーツマンタイプの人であれば別ですが、骨格を痛めてしまいます）。どんな運動をしても、徐々に耐性ができてくるはずです。最終目標は、少なくとも週に三日、三十分の有酸素運動をすることです。

今では、ゆっくり歩くのでも長時間続ければ（たとえば一時間ずつ週に三回）有酸素運動による健康効果を得られることが、研究によって証明されています。速いペースで短時間にするか、ゆったりしたペースで長時間にするかを選ぶのはあなたです。

ウォーキングが楽しくない（まだ楽しめない）のなら、エクササイズビデオがあります（私はリチャード・シモンの「オールディーズ」のテープが好きです。いろいろな曲が入っていますから、その中のどれかで踊ればいいわけです）。音楽のペースについていけないなら、しばらく自分自身のペースで踊ってみましょう。ビデオデッキがないなら、ラジオの音楽に合わせて踊りましょう。

運動は必ず、簡単な軽いストレッチングから始めてください。そのあとさらに五分間のウォーミングアップ（準備運動）をします。これからするのと同じ運動をゆっくりした動きで行ない筋肉を温めてから、より激しい運動に移りましょう。運動が終わったあとは、あまり急激に普通の動きに戻ることのないように五分間のクールダウン（整理運動）をする必要があります。

「でも運動すると動悸がさらに激しくなる！」という人に

パニック発作に苦しんでいる人の多くは、運動をすることに苦痛を感じています。運動をすればますます動悸が激くなるのではないかと心配なのです。もしそれを心配しているなら、運動のプログラムをだんだん難しくしていくと、長期的に見れば、心拍数は上がるのではなく、下がっていくのだと認識してください。これはトレーニングを通して自然に起こる現象です。だから、運動すれば心拍数がいっそう上がるのではないかと心配する必要はありません。そんなことにはなりません。その正反対です（並の人の休息時の心拍数が一分間七十であるのに対して、鍛えられたランナーならたった四十だと知っていましたか？）。

もちろん有酸素運動をやりすぎる（過激な運動をしすぎて酸素不足になる）と、目的が達成できないのは明らかです。過激な運動は決してお勧めしません。実際、運動をやりすぎてしまうとパニック発作の引き金になることもあります。相談者のひとりにマラソンランナーがいました。彼は一日平均十六キロ（ときにはもっと長距離を）走っていました。練習を一日約五キロに減らしたら（加えて食事も改善しましたが）、パニック発作は起こらなくなりました。

運動は身体にとってはストレスになります。科学者たちは実験動物にストレスをかけるためにランニングをさせ、その影響を調べています。動物に回し車を走らせるのです。でもほどよくランニングさせた場合のストレスは軽いもので、身体にいい効果があります。なぜでしょう？　それはストレスに適応することで、身体はよりうまく働くように、より効率的に機能するようになるからです。

こう思う人もいるでしょう。運動をやりすぎていないかどうか、どうしたらわかるのだろう？　脈拍を測らなければならないのだろうか？

それはどちらとも言えません。運動しながら脈拍を測ることが手軽にできるなら測るべきですが、たいていの人にはできません。有酸素運動ではあなたの年齢をもとにした最大心拍数（二二〇―年齢）の約八十パーセントまで心拍数を上げなければなりません。そこで一定のやりかたに従ってどうやって脈拍を測るかを覚え、脈を測っているあいだ運動を休止する、などの手順が必要になります。これは手間がかかりすぎます。

次のようにすればはるかに簡単です。運動中、普通の声でこう言ってみるのです。「私は運動が好き。私を強くしてくれるし、今ほど努力しないでずっと多くのことができるようになるから」。息をつかずに（息を切らせないで）全部言えたら、うまくやっているということです。いい運動を続けてください！

ウェイトを用いた筋力トレーニング

有酸素運動に加えて、ウェイトを使った筋力トレーニングも役に立ちます。ジムに行くのが可能なら、それがベストです。今ではたいていどこのジムに行っても、知識のあるトレーナーが指導して、必要なさまざまな運動を教えてくれます。

筋力トレーニングは何歳からでも始められます。若者やスポーツマンだけのためのものではありません。一九八〇年代半ばのおもしろい研究があります。タフツ大学の医学博士ウォルター・フロンテラは、地元の療養所から有志を募りました。少なくとも二つ慢性病を患っている、虚弱な中高年十名です。大半が移動するのに歩行器や杖に頼っている人々でした。彼らは八週間のあいだ週三回の筋力トレーニングに取り組みました。期間の終わりになると、その虚弱な年配の人々が、平均して百七十五パーセントも筋力が増えていたのです！　この驚くべき結果のおかげで、ほかでも多くの臨床実験が行なわれました。そしてすべてにおいて、ウェイトトレーニングの利点が確かめられたのです。

パニック発作に苦しんでいる人たちに筋力トレーニングがどんな役に立つのか？　と疑問に思うかもしれませんが、あなたを強く、丈夫に、健康にするものなら、なんであろうと役に立つのです。

運動ゲーム

ある日、あまりに天気が悪かったので私（シャーリー）はジムに行くことができず、家で運動することにしました。でも、すぐに飽きてきました。もう少し楽しくて、やりがいのある運動をしたかったのです。ふと、ひらめきました。運動をゲームにしてしまったらどうだろう？

そのひらめきをもとに、私は結局二十五枚のカードからなる運動ゲームを作り上げました。プレーヤーはカードを切り、自由に一枚引いてその指示に従います。カードにはそれぞれある動き（テニスのようなスポーツから園芸のようなスポーツ以外の活動まで）をするように書いてあります。プレーヤーは各カードが指示する動きについて、十二回繰り返します。動き方を決めるのも、その速度を決めるのも、プレーヤー自身です。想像の余地はたくさんあるわけです。プレーヤーは、カードの指示に従った動きをしたあとに歩くことになっています（室内でできるように、必ず限られた範囲を歩きます）。ゲームには二、三十分しかかかりません。それに、本当にいい運動をしたと思うでしょう。あるいはいいゲームをしたと言うべきでしょうか？

友人たちはこのゲームが気に入っています。特に、小さな子どもがいる友人たちは、子どもも自分用のカードでママと一緒に遊べるので気に入っています。私はテレビを見ながらやっています。

いろいろな運動をする

筋肉はチームになって働きます。一組の筋肉がある方向に動くと、もう一組の筋肉が反対方向に動くのです。だから一種類の運動しかしないと、筋肉チームの一つしか発達しません。でもさまざまな運動をすると、よりバランスの取れた筋肉トレーニングができます。それに身体もカッコよくなりますよ。

さまざまな運動をするもう一つの理由は、飽きてしまわないようにするためです。運動は本当に健康に不可欠なものです。だから楽しくやりましょう！

「でも疲れすぎていて運動ができない」という人に

よくこう言う人がいます。「運動しなければならないのは知っているけれど、疲れすぎていてね。全然体力がないんだ」。彼らは運動をしたらさらに疲れるだけだ、と考えているのです。でもそれはちがいます。実際は逆です。身体はこちらが要求すればするほど（そう、当然のことながら）、応えてくれます。いい運動はあなたにエネルギーを与え、元気にしてくれます。それはあなたが理にかなった、健康によい方法で身体を使うからです。

もちろん、やりすぎは禁物です。「身のほど知らずのことをやってはいけない」というのは、運動についても言えます。でも、運動するにつれて体力がつき、筋肉がもっとやりたがるようになるのがわかるでしょう。無理をしてはいけません。毎日トレーニングを重ねることで、いつのまにかできるようになっています。

屋外での運動について

よく、にぎやかな通りや幹線道路などで、車と並んでジョギングしている人を見かけて、驚いてしまいます。おそらく健康上の理由でジョギングしているのでしょうが、常に有毒な排気ガスのすぐそばにいることになるのです。定期的に有酸素運動をすれば、身体は要求に応えてくれます。肺の入り口が広がり、空気をより多くとり入れられるようになります。これはすべていいことです。だから運動はとても有益なのです。でも、車のそばでジョギング（あるいはウォーキング）すると、汚れた空気をたくさん吸い込むことになります（車に乗っている人は座っているので、肺はそれほど一生懸命働いていません。それに彼らは自分たちのエアスペースにいるので外の汚れた空気をそれほど吸いません）。屋外を歩くなら、公園か、あるいは少なくとも車やバスから離れた脇道にしましょう。

乳酸の蓄積はどうなるのか？

でも、運動をすると筋肉を収縮させることになるから、乳酸の量が増えるのではないのか、と疑問に思うかもしれません。

答えはイエスです。乳酸の量は増えます。でも定期的に有酸素運動をしていたら、乳酸を排除する身体能力も上がっています。酸素交換がより多く行なわれるようになっているからです。運動そのもので、より多くの血液が身体のさまざまな部分に運ばれています。より多くの血液がより多くの酸素をもたらし、老廃物を運び去っています。だから実際は乳酸を中和しているわけです。

運動で怒りを解消する

運動には、心臓の血管を鍛えるほかにも役立つことがあります。筋肉の弛緩にも、怒りと欲求不満を発散させるのにもききめがあるのです。
腹を立てると、ホルモンは行動を要求します。でも往々にして文明（あるいは単なる良識！）が行動を妨げます。だから想像力に助けてもらいましょう。枕にワンツーパンチを食らわせるのです。ホルモンには本物と偽物の区別はつきません。心の中で「これでも食らえ（バン！）このクソババア！」と叫ぶと、実際にそうしたような気がします。でも幸い、あとで後ろめたく思う必要はありません。だってあなたは何も悪いことはしていないし、だれも傷つけていないのですから。その上、そのことはあなただけの秘密です。しばらくしてすっかり落ち着いたとき、もしそうしたほうがいいと思うなら、当の相手になぜ腹を立てたかを説明してもいいでしょう。

常識的な注意事項

・運動プログラムを始める前に、かかりつけ医に相談しておきましょう。
・風邪やインフルエンザ、その他の病気が治りかけのときには、運動プログラムを休みましょう。再開するときには、徐々に始めてください。
・やりすぎは禁物です！　ほどほどにしましょう。気持ちのいいスピードで取り組んでください。「体を鍛えましょう。でも全力を振り絞ってはいけません」。
・必ずウォーミングアップ（いつもの運動をゆっくりとした動きでする）から運動を始めて、身体が徐々に目覚めるようにしましょう。五分間のクールダウン（これもゆっくりとした動きでする）で終わりましょう。

第四のステップ　心の持ち方を変える

「実際には、すべての人の変化は心構えから始まる」
ウェイン・ダイアー博士（『自分のための人生』などを書いたアメリカの作家）

あなたの中の勇敢な自分に耳を傾けよう

私たちの心の内にいる多くの自分のなかには、依存的でおどおどした自分と、大胆で勇敢な自分がいます。おどおどした自分はいつも叫んでいます。「わ、私？　ああダメ、で、できない」。そして大胆な自分はすっくと立ち、相手の目を見て言い切ります。「もちろん、できる」「やる。やりたい！」。あるときは一方が、あるときはもう一方の声が優勢になるのです。四六時中（あるいはほとんど四六時中）勇敢でいられる人なんていません。

でもここに矛盾があるのです（この矛盾がなんと頻繁に起きていることか！）。それは次のようなことです。小さくおどおどした依存的な自分が、非常に力強く大きな声を持っていて、勇敢な声をかき消してしまうのです！　そして内側の勇敢な声（力の拠り所）が、ひどく小さくおとなしく低い声で（ほとんどささやくように）話しかけてくることが多いのです（多くの場合、あまりに小さくて聞き取れないほどです）。

もっと勇敢になりたければ、あなたの中の大胆不敵な自分を強くしてやるべきです。どうやって？　その声に耳を傾けることで、です。励ましながら引き出してやるのです。幼くて恥ずかしがり屋の子どもを励ますように（どなりつけたり、非難したり、責めたりしてはいけません）。その小さな声を本当に聞くには、褒めてやって「いいよ、よくやった」と言ってやるのです！

言うまでもなく、あなたはこれまでこうしたことをしてこなかったのです。何かをする勇気がないとき、あなたは自分を責めていました。心の奥の、勇敢な声に耳を貸すのではなく、自分に腹を立てていたのです。あなたを満足させるほど大きな声で、はっきり話さなかったという理由で。でも、非難していじけさせてしまったのはあなたなのですよ。ほかにだれがいます？

だから今度はその内側の勇敢な声にもっとはっきりと話をさせてやって、適切なバランスをつくりだしましょう。優勢になっている交感神経系と互角になるように、副交感神経系を強化しなければならないのと同様、臆病な声が話しているのと同じぐらい大きな声で話せるようになるまで、心の奥の勇敢な声を強くしてやらなければならないのです。

難しそうですか？　そうでもないですよ。実際にやってみれば、気持ちが明るくなるようなすばらしい体験ができます。本当はやりたいのに、怖いからといってやる前に抑えてしまっていた何か、それをするたびに、とにかくやってみるたびに、心の奥深いところで満足するのがわかるでしょう。それはあなたが難題を片づけたからです。肝心なのはそのことです。

人間の子どもを含めて、幼い動物は、生来、やってみて学習しさらに試すという才能に恵まれているようです。怖いにもかかわらず。いえ、怖いからこそそうするのです。作家のリチャード・バックはこの気持ちを的確に、そして非常に鋭く述べています。

プールの高飛び込みに挑戦したことを覚えているかい？　何日も見上げていたあと、やっと君は濡れた階段を飛び込み台に向かって昇っていった。そこはかつて経験したことがないほど高かった。でも下に降りる道はただ二つだった。負けて階段を降りていくか、あるいは飛び込んで勝つか？君は飛び込み台の先端に立ち、熱い太陽を浴びながら、死ぬほどおびえ、おののいていた。ついに君は身をかがめた。前かがみになりすぎて、もう引き返すことはできなかった。そして君は飛び込んだ。覚えているかい？　その瞬間、高飛び込みは征服された。そして君はその日の残りを、階段を上がっては、飛び込んで過ごした。

私たちは無数の飛び込み台に上がりながら生きている。無数の飛び込みで恐怖を砕き、人間になっていくのだ。

「で、できない」という声に勝たせておいて、その声が叫ぶたびに屈していたとしたら、いったいどうやって何か新しいことをする気になれるでしょう？

何か新しいことをするときは、往々にして新しいものの見方が必要になります。多くの人は矛盾を恐れています。一貫しないのが怖いのです。だから型にはまったままそこから出られないのです。でも一貫しないと思われるのがどうしてそんなに怖いのですか？（ある討論会のグループミーティングで、一人の男性が意見を発表し、少ししてからまるで正反対のことを言ったのを覚えています。別の男性がそのことを指摘し、矛盾していると非難しました。すると彼は答えて言いました。「だからどうだと言うんです？　人間は一貫していなければならないなんて、いったいどこに書いてあるんでしょう？」）。

矛盾という問題を片づける建設的な解決法は、両方とも受け入れて、自分のものにすることです。この場合は大胆で勇敢な自分と同様、依存的で臆病な自分も受け入れるということです。依存的な自分と仲よくなるのは大切なことです。嫌いになったりはねつけたりしないで（そうしたい人もいるでしょうが）、自分の一面として思いやりと理解をもって接しましょう。そのとき初めて、あなたのなかの強い、より成熟した一面がはっきりと見えてくるのです（これはまた新たな矛盾ではありませんか？）。

人形の中に人形が入っているロシアのマトリョーシカ人形のように、自分の中にいくつもの自分があるという概念。もちろん、これらすべてを文字どおり受け取ることはありません。これは私たち自身の二つの面（ためらう自分と前進したがる自分）という重要な問題を見つめるための、手近な方法にすぎません。奇抜な方法ですが、この問題をお互いに支配しようとしている二つの別々の声と考えてみると、行動を起こすことがより楽になります。そう考えることで答えが簡単になるからです。それは勇敢な声を大きくすることです。ボリュームを上げてやるのです。

そのためには次のような訓練がとても有効だと考えられます。事実、私（シャーリー）は、相談者全員にこれをしてもらって、一緒に目を通し、「問題点」はどこにあるのか正確に特定できるようにしています。

紙を用意して、まんなかに線を引きます。片方の欄にあなたの中の依存的で臆病な自分が言っていることを書きます。そしてもう一方の欄に大胆で勇敢な自分が答えることを書くのです。一例として、相談者の一人が送ってきたものを紹介しておきます。彼女は夫と一緒にバハマに行くことになっていましたが、飛行機の中でパニック発作を起こしてしまうのではないかと心配していました。

・怖がりの、依存的な自分が言っていること

「飛行機に閉じ込められてしまったら、だれも

・勇敢で大胆不敵な自分が答えること

「私は本当に閉じ込められるわけではない。本

助けてくれない」

「でも私は何かをコントロールしなければならない！」

「でも私はパニック発作がいやだし、第二の恐怖が始まる前に戦いたい！　身体的な症状のせいで、完全に抑制がきかなくなるような気分になる」

「考えに支配されてしまい、自分が考えを支配しているのではないように感じる」

「ぼうっとした感じになって、呼吸が激しくなり、めまいと震えがきたらどうしよう？　少しなら症状を抑えられても、完全になくしてしまうことはできない」

「もし、パニック発作が治まらなかったらどうしよう？」

当に緊急事態になったら、飛行機を着陸させてもらうことだってできる」

「どう感じ、状況にどう対応するかはコントロールできる」

「戦いが難しくなればなるほど快復が遅れる」

「考えが浮かんだらそのまま通りすぎるのを待てばいい」

「そんなものに医学的な重要性はない」

「発作はそのうちに治まるはずだ」

　このリストを受け取ってから、私はいくつか意見を言いました。上段に書いてあることは本当らしく、真実らしく思える。下段のものはあまり説得力がない。いささか暗記したスローガンのように思える。

それに、その状況で彼女がどう感じるかコントロールはできないけれど、どう行動するかはコントロールできるとも指摘しました。また、彼女は第二の恐怖の前に戦いたいと書いているけれど、戦いたいということ自体が第二の恐怖だ、と言いました。

そして、下段の答えにもっと重点を置いてこの宿題をやり直してもらいました。下段部分には「あなた」という代名詞を使って、だれかほかの人（あるいはセラピストか、賢明な友人とか）が答えているようにするのです。彼女は最初からやり直し、次のものを送ってきました。

・怖がりの、依存的な自分が言っていること

「たぶん、私はこの旅行に出かけるべきではない。パニック発作が起きるストレスを避けたほうが安全だし、心が休まる」

「何かが起こるのではないかと、とても怖い。何か悪いことが起こったときに守りの構えをとっていられるように、ずっと心配つづけているほうがいいような気がする」

・勇敢で大胆不敵な自分が答えること

「あなたは行きたいのよ！　旅をして、あちこち見て回るのが大好きなの。元気になるだろうし、あなたにはそれがわかっている！　こんな旅をしたがっている人は大勢いる。今、否定的に考えはじめたら、失敗するように自分を仕向けるだけ」

「いつもいつも心配してびくついていたら、生活の質を下げてしまう。何かが起ころうとしているなら、守りの構えをとりつづけても、それを防止することにはならないわ。疲れきって適切な対処ができなくなってしまう」

「私は発作を起こす自分に失望している。どうして私が苦しまなければならないの？　完全に快復するなんてできると思えない」

「わかったわ。あなたは今問題を抱えている。ほかにも大勢の人がこの問題を抱えているのよ。あなただけじゃない。このことで自分を責めてはダメ。そんなに期待してはいけない。あなたはよく切り抜けてきたし、それに特別感じやすい人間なのよ。それはいいことだわ。すぐに快復するというものではないのだから、我慢強くなりなさい。昔の習慣が取り戻せるかもしれないけれど、それには努力と時間が必要なのよ」

この新しいリストを書いたあとどんな気分がしたか、彼女に聞いてみました。すると彼女はこう答えました。「とてもいい気分だったわ！　本当にこうできそうな感じ！」

後日談ですが、彼女は旅行に出かけ、すばらしいときを過ごしました。「旅行に行けて本当にうれしいわ」とのことでした。

多くの人がこの段階（心の持ち方と否定的なひとり言を変える）は、プログラムの中でもいちばん難しいと感じています。長いあいだそういう考え方をしつづけてきたために、それがまったく自然で「筋の通った」ことだと思えるからです。それでも、ほかの人たちにとっては（彼らも同じように頭のいい人たちです）、それはひどく筋の通らないことに思えるでしょう。ハーマン・ウォークが小説に書いていた一行を思い出します。

「視点がすべてだ」

あなたの否定的な視点を変えたくてもどうしていいかわからない、あるいはなんらかの助けが必要なら、ここから先をよく読んで頭に入れてください。考え方を変えると気分がよくなります。これはとても大切な考えですから、強調しておきましょう。考え方を変えると気分がよくなりますよ。

否定的な連鎖反応を避ける

何かをちがう角度から見ようとすると、新しい思考の流れが次々と現れてきます。一つの考えは必ず別の考えにつながるからです。だから、あなたは（思考の流れの中で）ビクビクした気持ちをエスレートさせることもできるし、やわらげることもできるのです。

たとえば、あなたが一人だけでいて、「私はひとりぼっちだ」と考えはじめたとします。この言葉を次のように続けると、決定的にマイナスの方向にもっていくことができます。「私はひとりぼっちだ。ああ、パニック発作を起こしてもだれも助けてくれないってことだ。恐ろしいことになるだろう。この場で倒れてしまうかもしれない。どれぐらいのあいだかはだれにもわからない。気が狂ってしまうだろう。だれかに一緒にいてもらわなければ。ああ、助けて、だれか、だれでもいいから！」

でも別の思考の流れは次のようなものかもしれません。「私はひとりぼっちだ。私は一人でやっている。でもパニック発作のことはあまり心配しない。もし起こっても、どうすればいいかわかっているから。それに私は今それをしている。『身をまかせて』、力を抜いている。医者に言われたことを考えよう。私はとても健康だ。一人でいるのは本当に楽しい。だれにも邪魔されない。たぶん、始めたこの計画をやり遂げられるだろう。さあ、おもしろくなってくるぞ」（私の言いたいことがわかりますか？）。

もう一つ例を挙げましょう。「私は家から十キロ離れたところにいる」。思考は次のように流れるかもしれません。「ああ、今回は遠くに来すぎてしまった。私を知っている人はだれもいない。私はひとりぼっちだ。私がどうなろうがだれも気にしない。ここでパニック発作を起こしたらどうしよう?」(次に起きることは見当がつくでしょう)。

でも、同じ「私は家から十キロ離れたところにいる」という前提から始めて、次のように考えることもできるわけです。「今では遠出もできるなんて、本当にすばらしい。寝たきりとか、一人では動けないとかいう状態ではないなんて。今日、太陽を楽しめるなんて。今では前よりずっと生活をおもしろくできる。おや、これはなんだろう、以前には見たことがなかった。この葉っぱはなんておもしろい色をしているんだろう。神さまはなんてすばらしい世界をおつくりになったのだろう。そしてこれはみんな私の世界でもあるのだ! 生きているって本当にすばらしい」といったふうに。

もう少し例を挙げましょう。たとえば、何かに失敗するとします。「失敗した。恐ろしい。私には何もできないということだ。もう人に好かれなくなる。だれも私のことなんか気にかけてくれなくなる。ひとりぼっちになってしまう」などと言うかわりに、こうも言えるでしょう。

「失敗した。そう、うまくいかないこともあるさ。でも何が悪かったのだろう? なぜ成功しなかったのだろう? あれをしたせいだろうか? おそらくそうだ。あるいはたぶん、これをしたせいだ。そうだ。次に何をすべきかはわかっている。そう、次は何もかもずっとうまくいくだろう。決まった。そうだ、きっとうまくいくはずだ。すごい。次に試してみたらどうなるか、待ちきれない」といったように(希望に満ちた調子がわかりますか?)。

たとえばある人がパニック発作を起こしたとしましょう。その人は自分に言い聞かせます。「ああ、大変だ。たった今、あの恐ろしい感覚が襲ってきた。私は気が狂ってしまうに違いない!! ああ、なんということだ! あるいは心臓のせいかもしれない。今、心臓発作が起きているのだろうか?! ああ、救急車を呼ばなければならなくなる! それに私はここでひとりぼっちだ。どうしよう? ああ、恐ろしい、恐ろしい!! 今にも叫び出しそうだ。耐えられない! コントロールがきかなくなりそうだ、きっとそうだ! きっとそうだ! ああ、どうしよう? もう二度とここへは来るもんか!」。

でも、代わりにこう言うこともできるのです。「うわあ、あれのせいでふらふらしている。あれはいったいなんだったのだろう? たぶん私に何かを告げようとしているのだ。最近、負担が大きすぎたのはわかっている。あまりに多くのことをやろうとしていた。それに体調が悪くなるように自分を追い込んでいた。たぶん、それだ。自分のことにもっと気をつけなければいけないのだ。これからはちゃんと食べて、もっと早く寝るようにしよう。このところ続けてきた生活を考えると、もっと休むようにしなくては。そして様子を見よう」。

選ぶ言葉に気をつけて!

自分のことを話すときに選ぶ言葉は、とてもとても大切です。ただのつまらない意味論を言っているのではありません。言葉というのは私たち人間が自分の考えをまとめる道具だからです。

多くの人が次の言葉を一日に何度も思って(そして口に出して)います。「もう我慢できない!」と。その対象は行列で待つことであったり、拒否されたことであったり、任せてもらっていないことであったり、あるいはだれもが辛抱している無数の些細なやっかいごとの一つだったりします。でも「もう我慢できない!」というのは強い言葉です。声に出して言うと、たまらない気持ちになるでしょう。それほどに決定的な言葉なのです。融通性や、ものごとを受け入れることを排除した言葉です。この言葉をよく使う人は、緊張して柔軟性のない（あるいはすぐにそうなる）人です。

もしあなたがこの言葉をよく使っているなら、もう少し柔らかな、気持ちを表現しながらも気分転換をする余地のあるものに変えてみてはどうでしょう。「こんなことは好きじゃないけど、でもこういうものだ」。あるいは別のことをぼんやりと思い浮かべるのです。「たしかに、こんなことは好きじゃないけど、しようがない。受け入れられる。私は彼らが思っているより根性がある」などです。

最近、昔の相談者の一人と話をする機会がありました。開始当初にこのプログラムを利用した女性です。外出できないわけではなかったのですが、行動範囲はごくかぎられていました。彼女はＰＴＡの一員で、会合に行くと、決まってはるか後ろの、ドアのすぐ近くの最後列に座ったものでした（なぜだかはおわかりですね？）。さて、快復するまでの道のりは長い上り坂でしたが、彼女は今、すばらしく健康で、ステキな社会生活を楽しんでいます。しかもＰＴＡの会長を務めているのです！

私たちは彼女の新しい生活と職務について話をしました。彼女は、夢にも思わなかったことをなしとげたことで、どれほど喜びを感じているかを語りました。ステージに立つと、よく講堂の後ろのほうを見て、なんて遠くまで来たのだろうと驚くことがある、と言います。今もパニック発作を起こすことがあるのかとたずねると、彼女は答えました。「いいえ。でも、ある道を運転していると、いまだに例のあの不安感に襲われることはあります」。なぜかと聞くと、彼女はこう言いました。「そう、それは何もかもそこで始まったからです。初めてパニック発作を起こした場所なんです。おかげで長い、みじめな四年間を過ごすことになったのです」。講堂やその決まった道は、どちらも彼女の心の中で苦しみと強く結びついているのです。それでも（私が彼女に指摘したように）、考え方のちがいに注目してください！　一方では彼女は次のように言っています。「うわお、私がこのステージに立つことになるなんて、だれが信じただろう？」。そして「私はとても進歩した」とも言います。でも、もう一方で、彼女はいまだに例の道を「長い、みじめな四年間」の始まりと見ているのです。

だとしたら、あの感覚がいくらか忍び寄ってきたとしても、なんの不思議があるでしょう？

最近、ある女性がパスグループのプログラムについて知るために電話をかけてきました。一週間ほど前に「ひどいパニック発作」を起こして、それ以来悲惨な状態だというのです。彼女は腹痛のために側腹部切開を受ける予定を組んでいました（小さく切開して腹腔を調べる方法です）。すでに手配して二人の子どもの面倒をみてもらう人も見つけてありました。でも入院するはずの日に、パニック発作を起こしてしまったのです。ことの顛末《てんまつ》を説明しながら、彼女はこの処置を受けることについて「（処置の）下に置かれる《ゴーアンダー》」と言い続けていました。何度も何度もこの表現を使っていたのです（「子どもたちのことはすべて準備してもらっていたのに、その日が来たとき、手術を受ける《ゴーアンダー》ことができませんでした」、それに「彼らは私に手術を受け《ゴーアンダー》させたがりました」）。私は彼女が感情的意味合いの強い言葉を使っていると指摘しました（ゴーアンダーには破滅する、死ぬなどの意味もある）。彼女は自分がそんなことをしていることにすら気づいていませんでした！　私は言いました。「だれでも自分が何かの下に置かれる《ゴーアンダー》と思うと怖いものですよ」。でも、この表現が彼女にとって特にどういう意味があるのか、私は聞いてみました。「レイプされるとか溺れているとか」というのが彼女の答えでした。

病院側は別の日に予定を入れなおすとのことでした。私は彼女と長々と話をし、次のときには単なる診断上の処置だと考えるようにと助言しました。まさにそのとおりなのですから。彼女はとても安心しました。「お話しできてよかった」と彼女は何度も繰り返しました。「ずっと気分がよくなったわ」

言葉の持つ大きな力がわかりましたか？

魔法の言葉を見つける

以前、第二次世界大戦のパラシュート隊員についての話を読んだことがあります。彼は飛行機から飛び下りて、曳索《えいさく》を引っ張るたびに、一種のおまじないを唱えていたそうです。「よし、ダメもとだ」。彼が言いたかったのは、「よし、だからどうした？　これは逃れようがないんだ。おれはここにいて、これをしなければならない。おれは生きたいように生きてきた。いい人生だった」ということです。だからこの「よし、ダメもとだ」という短い言葉が彼に勇気を与えたのです。

レジーナという女性は、「私にはできる」をモットーにしました。ついでながらレジーナは六十代半ばの女性です。彼女は過去二十年のあいだパニック発作に苦しんでいました。家を出て買い物に行くのがやっとでした。車から出ることができず、夫が店で買い物をしているあいだ、車に乗ったままでいなければならなかったという話を何度も聞いたことがあります。それから一年後のある夏に、彼女は夫と一緒に長いバカンス旅行に出かけました。夫妻はニューハンプシャー州に住んでいるのですが、車ではるばるユタ州にいる孫娘を訪ねていったのです。そこからカリフォルニアに行き、帰りは南下ルートをとり、アリゾナに立ち寄ってグランドキャニオンを見物しました。夫妻は結婚式に出席するためにワシントンＤＣにも行っています。レジーナは道中ずっと旅を楽しんでいました。大いに楽しんだのです！　どうして彼女にそんなことができたのか？　パスプログラムに従い、そして「私にはできる、私は健康だ」と自分に言い聞かせ、そしてそれを信じたからです。

ほかにも「パスワード」（ダジャレをお許しあれ）と呼んでもいいような例をいくつか紹介しましょ

う。形而上学の勉強を続けていたある男性は、聞いたことのある肯定命題のひとつを採用していました。家を出る前にこう言うのです。「これからぼくは自分のためになることに出会いにいく」と。〈主の祈り〉を唱えることで楽になる女性もいました。

「私は癒しの光に包まれている」と自分に言い聞かせている女性もいました。また、「こんなもの、ただのゴミの山よ」と言い聞かせたら、パニック発作がぴたりと治まってきたという女性さえいます。

だから、なんでもいいのです。

あなた自身のおまじないを見つけてください。ストレスを抱えているときに自分に言い聞かせる言葉を。それはあなたを楽にしてくれながら、同時に必要な勇気を与えてくれます。

この手の救いに悪いものなどありません。実際、心理学的な見地からも、生理学的な見地からもいいことずくめです。薬ではなく、自分自身に頼っているわけですから。自分の心に頼って、心の平和と慰めを得るのです。読んで考えて学べる人にならだれにでも手に入る、勇気と力の源に頼っているのです。

第五のステップ　想像力を働かせる

「想像力は知識よりも大切だ」

アルバート・アインシュタイン

想像力は人間の特性の中で、最も強力なものの一つです。これがなければ文明自体がありえなかったでしょう。でも、ほかの強力な道具と同じように、想像力は創造だけでなく、破壊にも使われます。あなたには優れた想像力があります。それはわかっています（いつも心の中で災難が起こるシーンを鮮やかに思い描いているでしょう？）。でも、その想像力という偉大な才能を、自分を邪魔するものではなく、助けるものとして使ってみてはどうでしょう？

「……であるかのように行動する」という原則

思い込みによって私たちがどれほど左右されるか、脳の見張り番がどうやって目を覚ましたり、落ち着いたりするかについては、すでにお話ししました。でも最も驚くべきなのは、私たちは何かを信じているフリをするだけでも、それに影響されることがあるという点です。

もっと勇敢になりたいですか？　それなら、自分に勇気があるかのように演じるのです。

自信がないと感じているとしましょう。そんなことはたいした問題ではありません。とにかくその役を演じてみるのです。だれか知っている人のなかで、見習いたい人、まねをしたい人はいませんか？

あるいは有名人とか、先生とか、ああなりたいと思っている人でもかまいません。自分はその人物なのだ、というフリをすればいいのです。

それがいったいなんの役に立つのかって？　ひどくつらい状況を多少とも乗り越えさせてくれるでしょうし、自分自身や自分の悩みを絶えず考えている状態から、いっとき解放されるでしょう。新しい視点、新しい見通しを持てるようになるでしょう。そして自信にあふれた人間のようにふるまえば、あなた自身がどんどんそうなっていくでしょう。

ある女性は、以前ならひどいパニックを起こしたような状況に陥ったときのことを話してくれました。彼女は、反応を起こす代わりに自分自身にこう問いかけたそうです。「こんなとき、シャーリーだったらどうするだろう？」。彼女はそのとおりにして、実に気分がよかったそうです。同じ状況でシャーリー（つまり私）なら実際に何をしたかということは、重要ではありません。重要なのは、この女性が心の中でだれかほかの、理想化した人の姿を思い描き、自分はその人間だというフリをしたことなのです。そして彼女はそれらしくふるまいました。

私自身も、よくこの戦術を使ってきました。「さて、この場合、自信のある人ならどうするだろう？」。私は心の中で架空の、自信に満ちた人物をつくり上げ、自分をその人だと想像しました。でも、相談者の方にも指摘したことなのですが、そんな状況でうまくやったね、と自分を褒めてやるのを忘れないようにしてください。結局のところ、それをしたのはあなたなのですから！

私（共著者のシーモア）は転職して、かなり遅くなってから医学の勉強をしました。四十歳ぐらいのときです。「その年でどうしてそんなことができたのか？」と聞かれて、私はこう答えました。「簡単だったよ。自分が三十歳だというフリをしたんだ」。

フランスにはこういうことわざがあります。「食欲は食べているうちに湧いてくる」。必要ならそのフリをしながら、簡単な行動から始めるのです。それをし続けていくうちに、状況も同じ方向に向かって変わっていきます。行動にはずみがつき、どんどん勢いを増していきます。

ときおり、こんな質問を受けることがあります。「本当は自信がないのに、さも自信があるようにふるまうのは、自分の感情を否定することになりませんか？　自分自身に嘘をついていませんか？」。

いいえ、それはちがいます。勇敢にふるまったからといって、自分の感情を否定することにはなりません。恐怖を押さえつけたり、コントロールしたり、立ち向かうのを拒んだりしていることにはなりません。そうではなく、あなたは恐怖を抱いているという事実に立ち向かっているのです。怖がっていることを率直に認めているのです。その一方で、意識して次のように決心しようとしています。この恐怖があるとして、私はどうするか？　怖がれば、ますます恐怖は募るだろう。でも、勇気があるかのようにふるまえば、私のためになるだろうし、自分を誇りに思えるだろう。だから、私は勇気を出して行動する。私は勇気があるかのようにふるまうのだ、と。ここに選択という要素があることに注目してください。事実に立ち向かい（つまり、自分の感情に向かい合い）、それに基づいて選択をするのです。

空想力を応用する

空想はたいへん役に立つ道具です。新たな道筋と答えを探らせてくれます。私はわざと「道筋」という言葉を使っています。考えることによって、必然的にニューロン同士を連結させることになります。そして新しいパターンができ上がっていきます。したがって、同じことについて新しい見方をするようになっていきます。

イギリスの科学者のサー・フランシス・ゴールトン（チャールズ・ダーウィンのいとこだった人ですが）は、一八八三年に、思考と記憶が日常の行動に及ぼす大きな影響について書いています。景色と音は、本物でも想像上のものでも、人の心に焼きつけられて反応をつくり上げる力がある、と彼は記しています。イメージには苦痛や喜びといった鮮明な雰囲気で生理的機能を取り巻く力があり、それに伴って反射行動が変化することがある、と言うのです。もちろん、のちにパブロフがベルの音を聞くだけで犬がよだれを流すようになるという実験でこれを裏づけました。

そう、私たちはみんな空想に満ちた生活を送っています。それをうまく利用すればいいのです。いくつか例を挙げてみましょう。

私（シャーリー）が免許取り立てで、まだ練習中だったときのこと、どうしてもある橋を渡らなければなりませんでした。その橋はひどく高いアーチ状になっていたので、私はスカイブリッジと呼んでいました。近づくにつれて、まっすぐ空に向かって上っていくように見えたからです！　いつも恐る恐る近づいていったものです。ある日、私は空想を働かせることにしました。自分は陸軍に所属していて、ジープを運転しているのだということにしたのです。軍服を着ている自分を心に思い描きました。そしてポケットには戦術書が入っていて、それを将軍に直接手渡さなければならないのだと。私が間に合うようにそこに着くことに、全米の運命がかかっているのです。運転していると、一緒にいた夫が不意に私を見て言いました。「どうしてそんなに速く走るんだい?!　スピードを落とせよ！」。

パスグループのカウンセラーの一人は、相談者に自分を車だと思いなさい、とアドバイスしています。彼女によれば、車は適切な燃料が入っていないと走らないし、休まずにいつまでも走らせつづけることはできないからだそうです。何か調子が狂うと、赤ランプがついて警告します。燃費よく走らせたいなら、それらのコンディションを修正してやらなければならないということです。

ある女性は、子どもの学校の遠足に付き添ってほしいと頼まれました。船遊びも計画されていたのですが、彼女は船に乗るのをひどく怖がっていました。自分で制御できないからです（パニックを起こしてしまったら、どうやって岸にたどり着けばいいのでしょう？）。万一の場合に備えて応急処置を準備しておくだけでなく、彼女は次のような空想を働かせることにしました。その船のオーナーになるのです！　自分の船なら自分でコントロールできます。私は彼女に聞きました。「でも、なぜ船一隻だけにしておくんです？　船団を丸ごと持っていたっていいじゃないですか？」「たしかに」と彼女は笑いました。「それもいいわね」。これは後日談ですが、遠足はとてもうまくいきました。なんの問題もありませんでした。彼女は楽しいひとときを過ごし、娘さんもママが来ることができて喜んでいたそうです。

別の女性は、夫の上司のパーティーに出席することになりました。重要人物が大勢出席する、非常に格式張ったパーティーになるはずで、彼女はおびえていました。たまたま、私は先の船と女性の話に触れました。そこで彼女も同じ戦略を使うことにしたのです。パーティー会場のオーナーになるのです！　翌週、彼女はパーティーでは本当にすばらしいときを過ごした、と報告してきました。彼女はまるで女王さまのように会場に入っていったそうです。

オリンピックのスキーの金メダリスト、ジャン＝クロード・キリーは幼いころにスキーを覚えました。正式なレッスンは受けたことがなく、生まれた村でオリンピックのスキー選手たちが滑るのを見ていて、彼らのまねをしたのです。斜面を滑り降りながら、自分もその一人だと想像していたのです。そしてもちろん、そうなるときが来ました！

相談者の一人が以前、こんなことを言っていました。「その店にいたとき、ひどく緊張しはじめたんです。とにかく買い物の支払いをしようと財布に手を伸ばしたら、不意にひらめいたんです。カウンセラーにはいつも、想像力を正しく使え、外出するときには家から何かを持っていけ、と言われていました。とにかく、財布の中にガールフレンドの写真が入っているのを見ました。学生時代から好きだった女の子です。そして彼女が一緒にいると想像したんですよ。彼女がおびえていて、自分がこう言っているところを思い描いたんです。『大丈夫だよ、ぼくがいるじゃないか。きみを傷つけるようなことは何もさせるもんか』ってね。すると、すぐに気分がよくなりました。ほかのだれかがおびえていると思うと、自分自身の恐怖を忘れられます。だからこの戦略を使いつづけているんですよ。ドライブ中にだって。ときどき車を停めて、財布を開けて彼女の写真を見て、それからまた運転を続けるんです。前にやっていたように、引き返して、家に逃げ込まなければならない羽目にはなりません」。

有名な臨床心理学者でラジオのパーソナリティでもあるトニ・グラント博士が、以前、恐怖を弱めるための次のようなテクニックを勧めていました。必死になって恐怖を追い出そうとするのではなく（それはうまくいかないと私たちにはわかっています）、逆に恐怖を追い払おうとしない、という方法です。想像力を働かせましょう。その恐怖感を身体の特定の部分に置いてみましょう（どこですか、お腹ですか？　腰ですか？　胸ですか？）。それから、その恐怖をさらに大きくしてみて、身体のその部分が膨らみ、大きくなるのを感じましょう。それがただの感覚であって、自分でその大きさを変えてコントロールしているのだと知るのです。その部分が充分に大きくなったら、そこにドアと窓があると思い描きます。その想像上のドアと窓を大きく開いて、恐怖を逃がしてやるのです。うまくいくかどうかやってみてください。

ある相談者は、脳の見張り番を自分の中にいる別の人間だと想像していると語っていました。彼の言うには、この人物、つまり見張り番は自分の隣に座っているのだそうです。心の中で、彼は話しかけます。何が望みなのか、どうしたら協力し合えるのか、あるいはこの見張り番をどうしたら安心させてやることができるのかを聞くのです。

ときどき、こう聞かれます。自分自身に話しかけたり、空想にふけったり、他人のフリをしたりすると、頭がおかしくなってしまうことはありませんか、と。そんなことはありません。前にもお話ししたように、精神異常はまったくの別問題です。まず第一に、このちょっとした頭の体操では、現実を空想と置き換えているわけではありません。なし遂げたいことによりよく合うように、現実を一時的に定義しなおし、うまく対処する努力をしているのです。そして第二に、あなたは思いのままに空想しているのです。

考えてみると、まさしくそうした発想からたとえばエンターテインメント産業といった十億ドル産業が生まれているのではないでしょうか。あなたは映画を見たり本を読んだりしながら、泣いたことはありませんか？　物語が現実のものではないと知りながら、ある程度そうであるかのように反応したのです。もちろん、実生活でのときほど受ける衝撃は強くありません。にもかかわらず、ある重要なことが起こっています。ある肉体的変化が起こり、脳内化学物質が作られているのです。想像力は良くも悪くも、私たちが生きていく上で大きな力です。私たちは一日の大半を、あれこれ想像したりフリをしたりして過ごしています。これは絶え間なく入力《インプット》をほしがる大きな脳があるからなのです。

あなたがいつも思い描いているような、「もしもそうなったら」という考え方は（たぶんそんなに楽しくないでしょうが！）破壊的です。それが空想だからというのではなく、現実世界でのあなたの活動を妨げるからです。一方、空想をうまく利用すると、現実世界での目的遂行能力が高くなります。

おかしな「セラピスト」をつくり出す

相談者の方の多くは、もう長年、自然に頭の中の否定的な「声」を「聞く」ようになってしまっていると言います。「これをしてはいけない、それから離れていろ、人にどう思われるだろう、これをしたらどうなる、あれをしたらどうなる」。

今いる中で最上のセラピストの一人は、ジミー・クリケットといいます。昔のディズニー映画『ピノキオ』に出ていたコオロギを覚えていますか？ 身長十三センチほどの気まぐれなキャラクターです。スーツにネクタイを締めて山高帽をかぶっていて、緑色の傘を持ち歩いています。楽々と肩に乗っていてくれるので、どこへでも一緒に連れていけます。そして、そういう否定的な声を全部彼のせいにしてしまえるのです。腹話術師のようなものです。どういうわけか、ジミー・クリケットが不吉なことを言っても、とてもとても、たとえばそれを母親が「言う」ときほど脅迫的には聞こえません！

ある相談者が言っていました。「肩にジミー・クリケットが乗っていると思うと、大笑いしましたよ。私はいつも頭の中で母の声が聞こえていたんです。そんなことを言っちゃいけません。そんなことをしたらこんなことを言われて、冷たく突き放されますよ、とか、いつも私に何かをさせないようにしていたんです。私ははっきりと意見を言うことができませんでした。間違ったことを言ってしまうかもしれないと、いつも怖かったんです。でも今では肩の上の小さな生き物が、何かを言ってはいけないとささやいても、あんまりこっけいなので、真面目に受け取ることができずに笑い出してしまいます。このところ、以前よりずっとはっきりものが言えるようになりましたよ」。

別の相談者は、車を運転するのが怖くてたまらなかったのですが、肩にピルズベリー社のドウボーイ

（米食品メーカーのトレードマークのキャラクター。パン生地のように全身が白く丸顔で、コック帽をかぶっている）が乗っていると想像しました。赤信号で停止しなければならなくなると（彼女が緊張する瞬間です）、彼のお腹のボタンを指でつついてくすくす笑いをさせるフリをしていました。これをすると必ず彼女は笑いだし、そしてリラックスしたのです。

どうやってコントロールするか

パニック発作を起こしやすい人々は「コントロールがきかなくなること」をひどく恐れていて、解決法は「自分をしっかり抑えることだ」と考えています。神経系にむち打って即座に従わせようとしているのです。そして力任せに、あるいは意志の力だけでパニック発作を減らそうと思っているのです。

でも、きっともうおわかりだと思いますが、それはできない相談です。多くの点で、感情脳は強情な二歳児のように反応します。真っ向から命令すると、即座に感情脳はノーと言い、正反対のことをするのです。無理強いすればするほど、心は片意地になります。

頑固な自律神経系にどう対処すればいいのでしょうか？　力ずくのやり方や、直接的な働きかけでうまくいかないのなら、どうすればいいのでしょう？

そう、強情な二歳児にしてみるのと同じ戦略を使えばいいのです。正反対のことをしたがる？　よろしい。それならそうさせてやりましょう。

ある男性は、かなり劇的とも思えるやり方でこの理論を試してみることにしました。夜、彼は車を運転中、ある通りにさしかかりました。パニック発作を起こした場所なので恐くて何年も通っていなかったところです。彼はそこで車から降りてこう叫んだのです。「よし、パニック発作め、おれはここにいるぞ。来てつかまえてみろ！」。どうなったかおわかりですか？　何も起こらなかったのです！

私（シャーリー）には悪い癖がありました。ストレスを受けるといつも見苦しく顔をしかめていたのです。やめようと努力してもひどくなる一方でした。そこで私は正反対の方法を試してみました。自分から顔をしかめようとしたのです。まもなくその癖は出なくなりました。

相談者のひとりは、ものを飲み込むのに苦労していました。そして当然、窒息してしまうのではないかと恐れるようになりました。三人の医者が喉にはなんの異常も認められないと保証しましたが、問題の解決にはなりませんでした。私は彼女に自律神経系がどう働くのか説明し、食べたものを噛むだけにして飲み込もうとしないでおくようにと勧めました。彼女はそれに従い、そしてもちろん、食べ物は楽に喉を通ったのです。

別の相談者は人前に出ると赤面するという悩みを抱えていました。彼女にとっては苦痛を感じるほどいやなことで、その結果、ほとんど引きこもりのようになってしまいました。私はまたもや逆説的な自律神経系の働き方と、無理に赤面しないようにすると、どうして実際には赤面してしまうのかを説明しました。その代わり無理に顔を赤らめてごらんなさい、と私はアドバイスしました。彼女は私の話を信じませんでしたが、とにかく試してみることにしました。次に話をしたとき、彼女はひどく驚きつつ、ここ何年ぶりかで、ほかの人がいても赤面しなかったと報告してくれました。「一生懸命、顔を赤らめようとしたんです。でも、できませんでした」。

精神医学のうち、言語治療《ロゴセラピー》として知られる学派の基本的な考え方のひとつに、この自律神経系の不思議な現象が含まれています。ロゴセラピーの祖、ヴィクトール・フランクル博士（著書に『夜と霧』がある）はこれを「逆説志向の原理」と名づけました。でも、博士はこの発想をもう一歩先に進めたのです。彼は患者に、バカバカしくなるまでわざと大げさな自己対話をするようにと指示しました。たとえば、神経過敏のせいで手が湿って悩んでいる人は、次のように言ってみるのです。「手に汗をかいてるって？　よし！　汗をかいてるところを見せてやろうじゃないか！　バケツ三杯満タンにして、並べてやる。そうすれば私がどんなにすごい汗かきか、みんなもわかるだろう！　ギネスブックに私の名前が載るぞ！」。あるいは「また足がゴムみたいになってきたって？　すごい！　もっとゴムに近づけてやろう。私の足はバウンドして、カンガルーみたいにそこらじゅう飛び跳ねて回るんだ！」。

症状をこっけいに思えるほど誇張する目的は、その状況にちょっとしたユーモアを持ち込むことにありました。「笑いに勝る薬はない」と私たちはみんな知っています。微笑んだり声に出して笑ったりすれば、自分をあまり深刻に考えるのをやめれば、神経過敏は消えてなくなります。

コネチカットの精神科医で、医学博士のハンス・O・ゲルツは患者にこの方法を用いていますが、次のように言っています。「たとえば、気を失うのではないかと心配している患者を診ているとします。私は患者に、立ち上がって、今この診察室で失神してみせてくれと言うのです。患者のユーモアを目覚めさせるためにこう言うこともあります。『さあ、やってみせてください。そこらじゅうで失神するんです。あなたがどんなに見事に失神するか見せてください』。そこで患者は気を失おうとします。できないとわかると、笑いだしますよ」。

これが自律神経をコントロールする一つの方法です。自律神経に何かを強制することはできないと知り、強制するのをやめて正反対のことをさせるのです（ユーモアを交えてね）。

別の方法もあります。

アレクサンドル・ルリアという有名なロシアの科学者がいました。脳の機能についての研究でよく知られた人です。彼が特に興味を持った分野は自律神経系でした。そして、どうやら好きなように自律神経系をコントロールできるらしい、ある男性の研究に没頭していきました。その男性は自分の意志で心拍数を上げたり下げたり、瞳孔を広げたり狭めたりできました。ルリアは考えました。なぜそんなことができるのだろう？　どうしてほかのだれにもできない驚くべき芸当ができるのだろう？

結局、その男性は以前、偶然にその方法を発見し、練習を重ねて完成させたのだということがわかりました。たとえば心拍数を上げたいと思うと、彼は自分が鉄道の駅にいて、ちょうど発車したばかりの列車に追いつこうとしていると想像するのです。手荷物を持って、走りに走り、息を切らせている自分を思い描くのです。すると心拍数が上がっていきます。心拍数を落としたいときには、心地よくベッドに横たわってうとうとし、寝入りかけている自分を、瞳孔を広げたいときは、ひどく強い光がまぶしく差しているところを思い浮かべたのです。

この男性は意図的に自立神経系を調節しているように見えました。でも、おわかりのように、彼は直接そうしたわけではないのです。彼は自然の法則に逆らったのではありません。自律神経系を刺激して思いどおりに反応させるための手段として、単に想像力を働かせていただけなのです。

このように、直接的で積極的な方法でなくても、パニック発作は抑えることができます。

クラーク博士の実験

パニック傾向の人が発作を起こすのに、乳酸ナトリウムがどのように影響しているか、先にお話ししたのを覚えていますか？　イギリス、オックスフォード大学の心理学者デイヴィッド・クラーク博士は次のような実験をしました（ほかの研究者たちの手でもおこなわれ、同様の結果が出ました）。

クラーク博士はパニック傾向の被験者グループを選び、それをさらに二つのグループに分けました。

一方のグループは乳酸ナトリウムを与えられ、九十パーセントがパニック発作を起こしました。もう一方のグループの被験者たちには、彼は次のようなことを言いました。

「これからみなさんに乳酸ナトリウムを注射します。これは身体に普通に見られる物質で、害はありません。心拍数が上がって、呼吸が速くなるだけです。注射のあいだにある程度強い感覚があるかもしれません。でも心配はいりません。何かが悪いわけではなく、単なる乳酸ナトリウムの作用です」。

どうなったと思いますか？　第二グループでは、パニック発作を起こした人は三十パーセントだけでした！

頭の中で起こることが身体に起こることに優先する場合があるのです。

第六のステップ　社会の支えを生かす

「孤独は私たちに冒険させたり、出発させたりするものだ。孤独にはきわめて積極的な面があるというわけだ。孤独を感じることを恐れないでほしい」

レオ・バスカーリア博士（『葉っぱのフレディ』などで知られるアメリカの哲学者）

私たち人間は社会生活を営む種に属しています。そのことから逃れることはできません。つまり、正常で健全でいるためには、人とつきあう必要があるのです。当然ながら、個体差というものがあります。生来、外向的で社会的接触を求める傾向の強い人もいます。でも、だれであっても、社会的つながりを持ち、友人として評価され、積極的に社会で生きていけるセンスが多少とも必要です。

現代の都市や都市郊外にイライラ感が広がっている理由の一つは、満足できるような数多くの社会的接触を日常的に持つ機会がないことにあります。大きな集団を取り上げて、一人一人（あるいは一組ずつ）を孤立した単位に分けるとします。これらの単位を互いにどんなつながりも持たせずに、縦に積み上げる（アパートのように）か、横に並べるか（個人住宅のように）すると、こうした箱型構造の住人たちは喪失感を抱くでしょう。特に、ある調査によると、平均的なアメリカ人は一生のあいだに十四回引っ越す可能性があります。これほど移動の多い社会では友情を築いて長続きさせるには、いっそうの努力が必要です。でも努力は必ず報われます。

拒絶されることへの恐怖

拒絶されることを恐れるのは、人間が持って生まれた特性のように思えます。ほとんど無意識の反射的反応のようなものです。これは私たち人類が経てきた長い社会化の歴史と関係があります。みんなが自分の行動が他人にどういう影響を与えるかを考えずに、やりたい放題にやっていたなら、どうして人類はまとまりのある部族なり集団なりをつくり上げることができたでしょう?

拒絶に対する恐怖は、家畜化されてきたほかの種にも、ある程度見られることです。たとえば、犬は飼い主が味方をしてくれているとわかると、たいへんな忍耐力を発揮して肉体的苦痛に耐えます。でも不機嫌な言葉や顔つきで叱りつけられると、恐怖(と明らかな感情的苦痛)で縮こまります。

故ハンス・セリエ博士は、『現代社会とストレス』で次のように書いています。

われわれは、認められたいと願うのと同じぐらい、非難されることを恐れている。「人の言うことなんか気にしない」という言葉をよく聞くが、たいてい嘘だ。「たいてい」と言うべきではないかもしれない。私は他人の言うことを気にしない人をだれひとり知らない。そんなことをわざわざ主張する必要があるのだろうか? 自分は正しいと確信しているなら(聡明な人の場合めったにそういうことはないが)、たとえどれほど批判されても意見を曲げないはずだ。強い人はそれができることが多い。だが激しい非難を浴びて無関心でいられる人は一人もいない。なぜ批判を気にしないフリをするのか? 自分に正直な人は、自分は批判されるよりは認められたいのだと、よく承知している。

拒絶への恐怖心は、さほど強くない場合は人類の発展にプラスになるかもしれませんが、一方で過剰になると確実に障害となります。

以前、ロシェル・マイヤーズ博士が指摘していました。「少なくとも一日に三回拒絶されなければ、建設的に生きているとは言えません」。彼女は非常に重要な点をユーモアを交えて力説しました。拒絶されるということは、失敗と同義語ではないということです。まさにその逆です。建設的に生きるためには（そうしたいと思わない人がいるでしょうか？）、冒険をしなければなりません。そして冒険すれば、つまり新しいものを試したり、危険に身をさらしたり、人と接触しようとすれば、拒絶されることもあります。なんと言っても、人は大勢いるし考え方もさまざまで、意見もいっぱいあります。だから何をしようが、ときにはだれかを怒らせることもあるでしょう。万人の気に入ることはできません。必要なのは、こうした拒絶を許し、そしてそれは冒険の一部にすぎないと気づくことです。人はだれでも、どういう形にせよ、そうしたことに立ち向かわなければならないのです。どうしてそんなに自分だけが拒絶されていると考えるのですか？　どうしてそんなにうろたえるのですか？

前にお話ししたように私（シーモア）は、かなり年をとってから医学の勉強を始めました。医大を卒業したあと、年齢のせいで研修医になるのが難しいとわかりました。私は百に一つぐらいの病院で採用してもらえるだろうと思っていました。だから、不採用を告げる返信が届きはじめても、何通来たのかほとんど数えていませんでした。不採用の返事についてはむやみに気にしませんでした（正直に認めましょう。別にうれしくて小躍りしていたわけでもありません。でもむやみに心配しなかったのです）。実際、手紙が届けば届くほど、ゴール（この歳でも私を受け入れてくれる百番目の病院）に近づいているという気がしていました。忍耐は報われました。結局、一通だけではなく、数通の採用通知を受け取ったのです。
私が肯定的に考えていたわけは、受け取った手紙を拒絶の手紙だと思わなかったからです。言い換えれば、それらの手紙は私という人間を、本当の意味で拒絶していたのではなかったからです。不採用の手紙は単に実態を反映していたにすぎません。なぜなら統計的に見て、中年を過ぎて研修医のようなポストを確保するのは困難だからです。でも困難だというのは不可能だという意味ではありません。だから私は、自分が失敗したとか、自分が悪いのだとか感じる理由がなかったのです。私が落ち着いて肯定的に考えていられたのは、この現実的なものの見方のおかげです。

セールスマンだって多少ともこういう態度をとっているでしょう。彼らはみんながみんな自社の製品を買うことはないと知っていて、セールスの目標を自分で定めているはずです。それは取り扱う商品の性質によります。たとえば、あなたが野球場でホットドッグを売っているのなら、一時間のあいだに大勢の客をつかまえられるでしょう。でもアパートを販売しているなら、一年に一人しか客がいないかもしれません！　友だちを得るのも、これにちょっと似ています。生涯に一人か二人、真の友ができれば、あなたはうまくやっていると言われるでしょう！

感じやすい人の多くは、批判や拒絶のもたらす情緒的な苦痛を免れようとして、世間から遠ざかってしまいます。でも、これはより苦痛の少ない解決に見えながら、結局あなたを苦しめるだけです。もう一度言いますが、私たちは本質的に社会的な生き物だからです。だからそんなことをしても救われるのは一時的で長続きはしません。

はっきりしているのはこれを克服する方法のひとつが、もっと気さくな人間になることだということです（あなたは人にこう言っているようなものです。「ほら、噛みつきゃしませんよ」って）。

拒絶されることへの恐怖にはさらに別の面があります。傷つきやすく、自信がないと感じている人は、往々にして似たような特質をさらけ出したり、あるいは思い出させたりする人を嫌い、拒絶するものです（だから子どもたちはよく仲間同士で残酷にふるまうのです。自分もとても小さくて弱いと感じているからです）。でも、おもしろいことに成長と自己認識を通して、自尊心を高めていくと、たいてい人ははるかに忍耐強くなります。自分自身に対してだけでなく、他人に対してもです。

生まれつき敏感で傷つきやすかったとしても、より強靭《きょうじん》な殻を持つようになっているはずです。拒否されたり否定されたりしても、それほど傷つけられることはありません。あなたのほうから拒否することもできます。ノーという答えに傷ついたり、怖じ気づいたりしないでいることができます。ただ、それを確率の法則のせいにすればいいのです。そしてそこから先に進むのです。

きずなをつくる

どんな生命体も、その環境と絶えず相互に作用しあっています。言ってみれば、生命体は環境に立ち向かっていき、環境は生命体に立ち向かってくるものなのです。環境があまりに脅迫的で威圧的だと、生命体は生き延びるために退却します。一方、環境が良好、つまり好意的で寛容だと、生命体は持って生まれた能力を超えて発達していきます。これは最も未発達な生物から人間にいたるまで、すべての生命について言えることです。

したがって、周囲の環境（つまり周囲にいる人々）が厳しかったり、敵意をもっていると気づいた場合、どうするかはあなた次第です。冷たい、敵意に満ちた場所では、心を開くことができません。植物だって温かさと栄養を必要としているのです。あなたにも、ときには人と接触したり、温かい言葉をかけられたり、褒められたりして、だれかとどこかでつながりを持つ必要があります。心が元気でいられるような環境を用意してやらなくてはなりません。

不可能だなんて思わないでください。この地球には無数の人々と動物が住んでいるのです。その中にはきっとあなたが関係を築くことのできる人々が何人かいるはずです。

世間から遠ざかって引きこもり、社会との接触やかかわりから逃げるのは、苦痛の少ない解決法に見えるかもしれません。でもそれでは結局、とても大きな代償を支払うことになります。次のことを肝に銘じておいてください。世間から遠ざかり引きこもっても、そこから得られるのは一時的でつかの間の助けにすぎないのです。長期的な解決策にはなりません。

自分以外に注意を向ける

パニック障害に苦しんでいる実に多くの人々が、自分自身に注意を向けすぎ、体調が標準から少しでもズレるとくよくよと悩み、呼吸や心拍数にいちいち注目する傾向にあります。要するに、彼らは私たちの大半が持っている心気症的傾向に従いすぎているのです。その注意をいくらか外に、ほかの人々や、動物や、趣味に向けてみることほど有益なことはありません。思想や本の世界、自然や科学、文学、芸術、音楽、スポーツといった、何か自分以外のことに。

相談者の一人はある日、地下鉄に乗っていて突然このことに気付きました。彼女は書いています。「パニック発作は、自分の中で何が起こっているのか考えすぎて、外で何が起こっているか充分に見えていないときに起きやすいのです」。

注意を外に向けると、パニック発作から抜け出す助けになるだけでなく、大きな特典もついてきます。

あなたは一緒にいてはるかに楽しい人間になります！　そして社交的な場で人々と会って、どうやってみんなをくつろがせるかに集中しはじめると、もう一つ別の特典が手に入るでしょう。あなたは人気者になります！

ストロークの大切さ

数年前、交流分析（個人が成長し変化するための心理療法でカウンセリングなどに用いられる）の創始者であるエリック・バーン博士は「社会的相互作用」というあいまいな言葉に磨きをかけて研ぎ澄まし、具体的なものにしました。それを「ストローク（相手の存在や価値を認めるような働きかけ）」と呼んだのです。どんな高等霊長類もすべて、社会的コミュニケーションの手段として互いの身体を毛づくろい《グルーミング》したりなで《ストローク》たりしている、と彼は指摘しました。私たちも霊長類ですから、同じようになでてもらう必要があるのです。でも私たちは言葉でそれをすることができます。

「人に向かって言うことはなんであれ、たとえば『あなたがそこにいるのは知っている、あなたに気づいている』というのがストロークだ」と彼は言っています。「こうした欲求は私たちの生物学的心理学的な渇望の一部だ。そしてこれらの渇望はストロークによって満たされる」。

バーン博士が言っていることについて、日常でよく見かける例を挙げましょう。たとえばあなたが外に出て、隣に住んでいる人に出会ったとします。あなたは立ち止まり、しばらくおしゃべりをします。天気についてでも、話題はどんなことでもかまいません。大切なのは、あなたが社会的接触をしたということです。そうしてそのちょっとした満足感、社会的に人とつながったという気持ちとともに立ち去ります。些細なことに思えるかもしれませんが、これは非常に大切なことなのです。

ウェルネス運動（健康で豊かな生活を送るため、生活全体を見直そうという運動）の推進者であるドナルド・B・アーデルは、その著書『ハイレベル・ウェルネス』の中でからかい半分で次のように書いています。

信じられないほどこみ入って、驚くほど科学的で、すばらしく直感的な理由に基づいて、私としては次のような結論を下した。あなたは毎日最低六・五回抱きしめてもらい、ストロークしてもらう必要がある。それ以上でも害になることはない。実際、一日の仕事を進めているあいだ、できるだけこれをしてもらい、そして人にしてあげるのをお勧めする。

ストロークしてもらったり、してあげたりすると、不安や緊張や恐怖が消えていきます。そのおかげでパニック発作が起きる可能性がいっそう少なくなります。

次にちょっとしたエピソードを紹介しておきましょう。これは、世界各地で他の多くの民族が当然のこととしてやっている、豊かでごく当り前の、素朴な人との触れ合いから、私たちが今の社会でどれほど遠ざかってしまっているかを物語るものです。そしてそれは、物質的に恵まれた社会にあって、私たちが苦労して学びなおさなければならないことなのです。

相談者の一人である十九歳の青年は、このプログラムに参加するまでは事実上外出できない状態でした。彼の姉は二キロほど離れたブルックリンに住んでいました。そして、すこし自由に外出できるようになると、彼は課題として姉を訪ねることにしたのです。歩いているうちに頭がもうろうとしてくるのではないか、めまいがするのではないかと彼はいくぶん不安に思っていました。そこで私は、食べ物とリラクゼーションについてのいつものアドバイスに加えて、そういう感じがしてきたら立ち止まってだれかと何か話をしなさい、と言いました。道や時間を聞くなどして、人と接触するためです。

のちに彼は顚末を語ってくれました。広々とした空き地に囲まれた、公営住宅団地の前を通りかかったとき、少しめまいを感じたのであたりを見回すと、目に入ったのは建物のそばのベンチに腰掛けた初老の男性だけでした。そこで彼はその男性のほうに歩みよりました。でも、パニック発作を起こしたのは、スニーカーを履いて、背が高くがっしりした若者が近づいてくるのを見たその男性のほうでした！

人を信じられるということ

心理学者はよく、信頼を確立する能力を持っていることが成熟した人間の証《あかし》だと言います。これはおそらく真実でしょう。でも問題は、だれを信じるかということです。世界には多くの人がいます。善人も悪人も大勢います。今は、ほどほどに聡明な人なら、見さかいなく人を信じるようなまねはしません。そうでないのはかなり世間知らずというものです。でも社会的動物である以上、私たちはたしかに何人かの人を信じ、きずなを確立しなければなりません。

他人にひどく傷つけられて懲《こ》りてしまい、二度とだれも信じないと決心した人もいるかもしれません。でもこれもまたバカげた見方です。だれも信じたくないというのは、一度受けた傷を治すにはとてもつらいやり方です。そんな見方を続けていると、結局は損をしてしまうだけです。途中で多くのすばらしい友情を逃してしまうことになるからです。友人は、強い安心感と、心のなごみと、安らぎを得させてくれるものです。

十九歳の相談者に話したように、一時的であっても、きずなというのは大切なものです。何年も前の話ですが、地下鉄でパニック発作を起こしたときのことを思い出します。近くに座っていた女性が私のほうに身を乗り出して、こう言ってくれたのです。「大丈夫よ。心配しないで」。私の中の何かが即座にリラックスしました。

所属願望について

何かに所属したいというのは、非常に強い、人間の本質的な衝動です。でも残念ながら、全然そういうふうに考えていない人が多いのです。彼らは自分の寂しさを何か恥ずかしいもの、世間から隠さなければならないもののように考えています。人と接触したいという願望を、当り前の人間感情ではなく、なんとかして克服しなければならない欠点だと見なしているのです。そこでますます内にこもり、友人代わりに自分の精神力を高めようとします。

これは大きな間違いだと思います。精神力を高めようとしてはいけない、と言っているのではありません。もちろん、そうすべきです！　でも、逆説的に聞こえるかもしれませんが、精神力は社会的な交流と社会的関係という枠組みと背景において最も（あるいはたぶん、その中でのみ）高められるものなのです！

ある一人っ子を知っていますが（今は幸せな結婚をしている若い女性です）、彼女は子どものころ寂しくて、世界中のペンパルと文通するようにしたといいます。今でも彼女はイギリスや、日本や、インドや、オーストラリアにいる、当時手紙をやり取りしていた女の子たちと友だちでいます。彼女はいくつもの友情を築き、将来、各地を旅行するのを楽しみにしています。

愛の光

恋に落ちると、身体がより多くのエンドルフィン（よい体内化学物質）を生み出すのを知っていましたか？　私たちが恋をしているとき、とてもウキウキしてステキに感じるのはそのせいです。全世界が突然明るく輝き、草はより緑に萌え立ち、空は青さを増し、雨の日さえ光り輝いて感じます。以前はいらいらさせられていた些細なことも、もうあなたを悩ませなくなります。

愛は性的なものばかりではありません。親愛の情が強められた、一種の贈り物のようなものです。人は配偶者だけではなく、友人も、子どもたちも、犬も、猫も愛することができるのです。

愛犬のジェニーのことを思い出します。グレーのプードルです。よく、椅子にかけて読書をしているとき、顔を上げるたびにジェニーが私を見つめているのに気づいたものです。その目を見ているとひしひしと愛情が感じられ、自分を愛で貫く光が心に浮かびました。あなたの生活に登場するだれかに愛の光線を送って、そしてどうなるか試してみてください。

「他人にどう思われるだろう？」という人に

パニック発作に苦しむ人々の多くは、自分がパニック発作を起こしたら他人にどう思われるだろうと、ひどく気にかけています。だから、社会生活と関係を絶ってしまうのです。これはとんでもない間違いです！　まず第一に、パニック発作を起こしたとしても私たちが勧める方法で「コントロール」したら、あなたが発作を起こしたことすらだれも気づかないでしょう（あなたが話さないかぎりは）。第二に、あなたが自分で活路を開こうと何かをしている（外出したり、積極的でありつづけたり、プログラムに従っていたり）のを知ると、まわりはずっと親身になって手伝おうとしてくれます。でも、あなたが何もせず、めそめそグチをこぼしていると、みんなはきっとそれほど同情してくれないでしょう。そうだとしても彼らを非難することができるでしょうか？

私たちはみんな、なんらかの恐怖を克服しなければなりません。いわば、それぞれが自分の責任を果たしているのです。だから、人が義務を果たさず逃げているのを見るのはいやなものです。非常に単純なことです。

近所の人々と親睦のネットワークをつくる

社会的なネットワークをつくるのは、実際それほど難しいことではありません。あなたの創造的手腕を発揮すればいいのです！　どれだけ小さくても、ほとんどの市町村にタウン誌があり、小さな広告を載せることができます。あからさまに友人探しの広告を載せるのではありません。うまくいかないのは目に見えています！　そうではなくて、あなたの趣味や関心事についての、範囲を絞ったグループを始めてみてはどうでしょう。たとえば、洋裁クラブ、工芸クラブ、育児クラブ（子育て本を読み、内容について話し合う）、討論クラブ、園芸クラブ、週に一度の宗教書の読書クラブといったものです。

広告には単に「刺繍クラブ」（その他なんでもいいですが）と書き、電話番号を載せるだけにしてはどうでしょう（見知らぬ人を家に招くのがいやなら、応募の電話がかかってきたときに、ふるい分けることができます）。クラブを始めるのに必要なのは、あなたのほかにただ二人だけです。私（シャーリー）はこの方法を使って近所の人たちとの討論クラブを始め、とてもうまくいきました。私の広告に二人が応じてきたのです。そしてこのささやかなスタートから、メンバーは十人あまりに増えて何年も続きました。

私の知っている女性で、自宅アパートで手芸クラブを始めた人がいます。ある日、郵便受けのそばにクラブについてのビラを張ったのです。二人の住人が応じてきました。そのうちの一人には、近くの建物に住んでいてクラブに興味を持った友人がいました。もう一人は身内にそういう人がいました。こうして少しずつグループの規模が大きくなっていったのです。

それからほぼ一年後、私は地元のアート展示会に行き、ブースの一つでその女性に再会して本当にうれしく思いました。そのときまでにグループはプロフェッショナルなものになっていたのです。彼女たちは全員、刺繍や人形などのすばらしい作品を出す計画を立てていました。メンバーの全作品が展示され、その多くが売りに出されていました。クラブの創設者の女性は、かつては恐怖症に苦しんでいましたが、とてもいい気分だと言っていました。もちろんそうでしょう。彼女には新しい友人ができ、新しい関心事ができ、はるかに健康的な姿勢を持つようになったのですから。

会合を開くのをメンバーの家で持ち回りにしてはどうでしょう。集まるのは週一回でも、半月に一回でも、あるいは毎月一回でもいいのです。こうした場を持つと、大きな喜びを得られるうえに、友人のネットワークもどんどん増えていきます。

そこから別の領域に広げていくこともできます。ひとたび活動的になると、きっと別の機会が生まれるでしょう。ほかのクラブに入会したり、講座に出席したりといった機会が訪れます。そのときまでに、興味の対象はもっと広がっているでしょうし、こうした地域活動についてもっとたくさん耳にすることになるでしょう。

肝心なのは、社会のネットワークをつくるのがどれほど大切か気づくことです。

私たちの抗ストレスクラブ

以前、近所の人たちと「抗ストレス」クラブをつくったことがあります。目的は、ほかの女性たちと集まって社交クラブをつくり、問題が起きたときお互いに助け合うことでした。

ある日、私たちは大きなキッチンテーブルを囲んで座っていました。一人の女性が自分の抱えている問題を持ち出しました。彼女はバスに乗ることができませんでした。なぜかと聞かれて、彼女はバスに乗ると必ずパニック発作を起こすからだと答えました。それでバスに乗るのをやめてしまったというのです。私はグループの女性たち（そのときは十名でした）に、だれかこれまでにパニック発作を起こしたことがあるかとたずねました。ゆっくりと、全員の手が上がりました。

私たちはお互いに見つめ合い、そしてどっと笑いだしました。私たちは近所に住む普通の、平均的な女性たちです。にもかかわらず、みんながいわれのないパニックを経験していたのです！　平均の法則というものに何か間違いがないかぎり、パニック発作は実にありふれた問題なのだと私は思いました。それなのにみんながそれぞれ、自分だけがそうなのだと考えていたのです。そして私たちは、それを認めるのを恥ずかしがっていたのです。「人にどう思われるだろう？」。

バスに乗るのを怖がっていた女性はどうなったかって？　すぐに快復しました！　バスでの発作が起こったのは数年前のことで、それ以来彼女はずっとバスを避けていたのです。たまたま私たちが集まったのは火曜日でした。彼女は毎週水曜日にビンゴをしに出かけていました。でもその週は、夫に車で送ってもらうことができませんでした。彼女はとにかくバスで行ってみようと決めました。こう考えたそうです。パニック発作がきわめてありふれたことだとすれば、なぜ心配する必要があるの？　そこで彼女は出かけて非常に楽しい夜を過ごしたのです。それ以来、二度とパニック発作を心配しなくなりました。

この話には続きがあります。彼女は飛行機恐怖症も克服したのです。数カ月後、初めてフロリダに住む母親を訪ねていきました。

私たちの抗ストレスクラブでは、ほかにも数多くの成功談がありました。メンバーの一人、ローズは免許を持っていながら、運転をひどく怖がっていました。彼女は未亡人で、夫が亡くなって四年のあいだ、スーパーにも、医者にも、どこへ行くにも妹に送ってもらっていたのです。一方で、彼女の車はガレージにおさまったままで、だれも使っていませんでした。転機が訪れたのは、同じ建物に住んでいた妹が娘のいる別の州に引っ越すことにしたときでした。ローズは追い詰められた気持ちでいました。運転をしなければならないと思うと恐怖にかられました。私たちのクラブでしたのは次のようなことです。

数ブロック先に住んでいるメンバーの一人が、ちょっとしたパーティーを開くことにしました。ローズが自分で運転してきて、パーティーに出席するようにさせるという計画でした。ローズの友だち数人が謎のゲストとして招かれました。パーティーの当日、ローズは家を出る前に、あらかじめ決めておいたとおり私に電話をかけてきました。励ましの言葉を聞くためです。それから彼女はパーティーの主催者に電話を入れました。ローズは自分のために思いがけないことが用意されているのを知っていましたが、それが何かは知りませんでした。これは彼女をパーティーへとたどり着かせるための、餌あるいは磁石として欠かせない部分でした。

彼女が到着してチャイムを鳴らすと、数人が一塊になって「サプライズ！」と迎えました。家は飾りつけられ、食べ物と音楽があり、みんなすばらしいひとときを過ごしました。ローズは計画どおり、自分で運転してきました。そしてその日を境に彼女の運転恐怖症はなくなりました。これは何年も前の出来事です。そして今では、ローズはどこへでも運転していきます。

別の女性、エレンは家に客を呼ぶのを怖がっていました。彼女の夫は非常に社交的で外向的な男性で、よく人をコーヒーに招いていたようです。一方、エレンはめったに客の来ない家庭で育ったせいで、接待役を立派に務める術を学んだことがありませんでした。彼女はいつも客を充分にもてなしていない、と感じていました。ただ単に、どうするべきなのか、何をどうやって出せばいいのかわからなかったからです。

そこで私たちは彼女を手助けしました。私たちが客として彼女の家を訪問し、エレンは接待の練習をしたのです。これを二回やりました。その結果、彼女は恐怖をうまく克服しました。エレンは新しい技術を身につけ、夫が突然客を連れてきても喧嘩をすることはなくなりました。

自助グループは有益か?

私(シャーリー)は今、一対一の電話相談をしていますが、自助グループはパニック発作に苦しむ人を助けるのに効果的か、という質問をよく受けます。

それはグループとそのリーダー次第だと言わなければならないでしょう。

以前、恐怖症の人々のためのグループセラピーに、オブザーバーとして参加したことがあります。一応は本職の心理学者が指導していました。「一応は」というのは、彼はただ隅に座ってノートを取っていただけだからです。ひとりの男性(自分の話に陶酔してしまう人でした)が、「我慢のならない義母」についてのグチで話を独占していました。このようにだれかが会話の主導権をにぎってしまうと、グループの集会は成功しません。

グループが効果的でうまくいくためには、正のエネルギーが生まれなければなりません。人がよくなっているのを見て、希望があるのを知り、自分はグループの一員であって、もうひとりぼっちではないと思いはじめると、グループにはいいことがいくつも起こるようになります。一方、世の中には負のエネルギーとしか呼びようのないもので満たされた人がいます（幸いごく少数ですが）。彼らは人を疲れさせるだけです。本当によくなりたいとか、人をよくしてあげたいと思っていません。そうではなくて、みんなを自分のレベルまで引き下ろしたがっているのです。そして自分と同じようにみじめな思いをさせたいのです。

パニック発作を起こしやすい人は、非常に暗示にかかりやすいものです。「新しい症状」のことになると特にそうです。だからこそ、グループの注意を快復のほうに向け、メンバーを励まして、チームとして取り組みながらお互いに助け合うように仕向ける、非常に優れたリーダーが必要なのです。そしてまた、グループは活動の中心と計画を持たなければなりません。

かつての相談者の一人は、ニュージャージー州のノースブランズウィックで「パニック・リリーフ（救済）」という非営利組織をスタートさせ、成功を収めました。彼女はパスの七ステップの快復プログラムを使ってひとつのグループから始め、今では州全体に八つのグループができています。別の組織では、A・A（アルコホーリクス・アノニマス。断酒会）の十二ステップのプログラムを活動の中心として使っています。

グループを成功させるには、このように優れた指針と指導力が必要です。

第七のステップ　精神的価値を大切にする

「信頼は勇気を生む」

シャーリー・アンナ・スウィード

私（シャーリー）にとって、精神的価値は人生に役立つ、意義深い、重要なものです。手で触れることも、測ってみることもできないのに、それは私たちの生活にとても深く影響しているのです。私が言っているのは愛とか、希望とか、勇気とか、信頼などです。

勇気

どの文化も、どの文明も、人間という自在に形を変えられる素材をもとに、自分たちの必要に合わせて人間を形づくっていきます。でも人間の本質を変えることができるわけではありません。そんなことはできません。どの社会もある一定の人間の特質を引き出し、それを増幅させる一方で、ほかの特性を押さえつけているのです。

ずっと昔、戦場での勇敢さが勝利を得るために絶対に必要だったとき、勇気は充分に報われていました。そして勇気が報われ賞賛されていたところではどこでも、多くの人々が刺激を受けて勇気を培おうとしていたのです。古代ギリシアの勉強をした人なら、スパルタのポリスのことを覚えているでしょう。スパルタ人の生き方は極端なまでに厳しいものでした。スパルタの人々は鍛え上げられていました。自己鍛練、勇敢さ、そして勇気が非常に強調される一方、彼らの生活の穏やかで芸術的な面は厳しく押さえつけられていました。もちろん、社会的な過激さは賞賛されるべきだ、などと言っているのではありません。そんなことはありません。ただ人間というものがいかに適応性があるか、いかに社会によって作り上げられるものかを指摘したかったのです。

スパルタ人は恐れを知らぬ戦士だった、と歴史は伝えています。でもこれはまったく事実だったというわけではありません。彼らだって私たちと同じ人間だったのですから、危険や死や火事などを恐れていました。でも彼らは幼少時から、危険に直面しても勇気と冷静さを発揮して行動するように教え込まれ、そのうちに、勇気と豪胆さという特質が第二の天性となっていったのです。

でも現代社会ではどうでしょう？　ボタン戦争の時代にあって、政府は勇気ある市民を特に必要としていません。それより扱いやすい従順な市民のほうがはるかにいいのです。今日では、だれかが勇気あるおこないをしたとしても（たとえば、犯罪を目撃して被害者を助けに飛んでいくといったような）、それが報われるでしょうか？　報われないばかりか、英雄的行為のせいでひどい目にあうこともあります（法廷に出廷して証言したり、仕事時間を奪われたり、釈放され怒り狂った犯人に復讐されるということも考えられます）。このように、おそらく故意にではないにしても、勇気という気高い特質はかなり抑圧されています。人々は見て見ぬフリをするようになり、そのうちに無関心になるのです。

それでも、勇気は完全に死に絶えることはありません。勇気は、私たちの祖先が氷河時代にサーベルタイガーと戦わなければならなかった時代から、数えきれない世代にわたる進化を通して人間に植えつけられた特質です。勇気は私たち一人一人の中にあります。たぶん長年のまどろみで、少々休止状態ではあるでしょうが、でも、現に存在するのです。そしてそうしたければ、もう一度引き出して、育ててやることができるのです。

どうやって勇気を育てることができるのでしょうか？　ほかの特質と同じようにすればいいのです。まず、その特質を身につけたいと願わなければなりません。それから練習するのです。

勇気とはなんでしょう？　恐れを知らないことでしょうか？　危険を顧みないことでしょうか？　そうではありません。勇気とは、大切な、あるいはやりがいのある目標のためだとわかっているときに、怖いにもかかわらず進んで難しいことをしようとする意志です。恐怖を伴わない勇気はありません。

たとえば兵士がそうとは知らずに地雷原を横切って歩いているとしましょう。牧草地を歩いていると思っているのです。彼は勇気を発揮しているでしょうか？　いいえ（そう、彼が広場恐怖症でないかぎりは）。でも、兵士がそこに地雷があるのを知りながら、その危険にもかかわらず、必要があって進んでいくのだとすれば、たいへんな勇気が必要です。

幸い、日常生活で地雷原を歩かなければならない人はそうはいません。それでも、個人の勇気は兵士のそれと同じぐらい大切なものなのです。

それに私たちは勇気の使い方を知っておくべきです。なぜなら、ほかのどの特質でもそうですが、使う方向を間違えたり、使い方を誤ったりすることがあるからです。たとえば、飛行機に乗るのが怖くてたまらない人がいます。恐怖のあまり何時間も身をすくめて飛行機の旅をする人は、たしかに勇気を見せているかもしれません。でもそれは間違った勇気です。ほかにもっといい方法はあるし、どうしても必要なことではないからです。

ウィークス博士も次のように書いています。「バスに乗って歯を食いしばったまま、生き地獄を切り抜ける勇気があると知ったからといって、快復につながるものではありません。快復とは、正しい姿勢でバスに乗っていられるようになることです」。

・攻撃／逃避本能が目覚めて、逃げ出したい気持ちにかられたときに、その気持ちが一時的なもので、それに対処する最善の道はリラックスして逃げ出さないことだと知っている。
・もしもそうなったらということを考えはじめたときに、そうしたもしもの話を「だからどうした」という陽気な方向にもっていかなければならないと知っている。
・本当にどこかに行きたくても、小さな声が「あそこに行って、もしパニック発作が起きたら。みんなの前でバカなまねをしてしまったら？」と言いはじめたときに、「どうなったって知ったことか、だれが気にする？」と答えなければならないと知っていて、とにかく出かける。

それが勇気を見せるということです！

許すこと

許すとは、過去の傷を忘れ去ることです。他人の多少の過ちや欠点を許すことです。それができるようになるには、時の過ぎるのを待たなければならない場合も多いでしょう。

何より大切なのは、許すとは自分自身を許すことだということです。過去の過ちを、早くよくならないことを、あなたの場合に当てはまるものはなんであれ、許してやるのです。だれかを傷つけたのなら、きまり悪がらずに謝りましょう。そうすれば心安らかになります。真の寛大さは苦しみと苦痛の多くを洗い流し、快復を助けてくれます。

希望

希望は非常に強力な感情です。私たちが持っているうちで最も強い前向きの感情のひとつです。私たちがもうひとつの強力な感情と考えている愛でさえ、その底には希望があるのです。人を愛しているとき、私たちは他人と見比べて、自分たちはもうしあわせなのだと、すばらしい未来に向かって一緒に歩き始めたのだと知ります。ちょっと考えれば、恋に落ちるのをすばらしい経験にしてくれるのは、まず最初のうっとりする感じや愛情でなくむしろ、希望なのだとわかります。希望は私たちの体質を大きく向上させるものです。アンフェタミン（興奮剤の一種）を注射するようなもので、突然、世界のすべてがすばらしく、輝いてくるのです。

「アンフェタミンの注射」という言葉を使いましたが、これには単なる隠喩以上のものがあります。脳内にはアンフェタミンにとてもよく似た化学物質が放出されるのですが、私たちが人を愛していたり、希望に満ちているときに幸福感を抱くのは、この化学物質（実際は化学物質の化合物）のせいなのです。

ここでもまた科学は、私たちが初めから知っていたことを裏づけています。それは、希望、愛、信頼というのは霊的な心の問題などではなく、確固として実在するものだということです。こうした感情は頻繁に呼び覚ますことができるし、またできるだけ呼び覚ますべきです。体質が自然と変わって、先にお話ししたようにストレス物質と身体にいい物質のあいだの調和を、もう一度作り出せるようにしてやるためです。

残念ながらこの社会では、希望や勇気や信頼というもの、言い換えれば精神的な価値は充分に重視されていません。毎日の生活に不可欠ではない、というわけです。実際には、事実はまさに逆です。否定的要素は何よりメディアから聞こえてきます。アルコール中毒、麻薬の乱用、犯罪、戦争……。

そう、外の世界を支配することは私たちにはできません。でも、自分自身の心の中のことについてはある程度コントロールできます。それは情報をもみ消し、「ああ、これについて考えてはいけない」と言うことによってではありません（今はもう、そんなやり方ではダメだとわかっていますね）。音楽や芸術や愛することやダンスや友人、それにあなたが願っているステキなことならなんでもいいのですが、そういうステキなもので生活を満たすことです。そうしたステキなものを生活に取り入れたり、ステキなことについて考えることを日常の習慣の一部にすれば、その効力が発揮されるでしょう。否定的な情報に代わって、肯定的あるいは中立的な情報が入ってくることになり、快復がずっと進んでいきます。

どうすれば身体が先ほど言った快楽物質を作り出すようにしてやれるでしょう？　前向きの感情が簡単に生まれるような場所に、身を置けばいいのです。体内で健康にいい物質を生み出す機会を最大限に与えるように、生活を整えるのです。運動をするときや、身体にいい食事をしているとき、いい友だちと一緒にいるときなどはそれをしていることになります。何もかもコントロールするのは無理でも、上々の結果を得られる可能性がきわめて高くなるように、状況を整えることはできます。

たとえば、日曜日のお説教を聞くと自信が生まれるのなら、何をおいても教会に行きましょう。気持ちを奮い立たせるような本を読めば、希望がかき立てられるのなら、まずはそういう本を読みましょう。友人が来ておしゃべりすることで元気になるなら、とにかく家を魅力的で感じのいい場所にするのです。そうすればみんなが訪ねてきたがるようになるでしょう。

まず自信をもつことで、身体がいい化学物質を作りはじめるのでしょうか？　あるいはその逆でしょうか？　それはちょっと鶏が先か卵が先かという問題に似ています。どちらが先かはあまり重要ではありません。循環しているのですから。

信じること

信じるといっても多くの形があるでしょう。自分自身の経験、生い立ち、信念によって、人それぞれ解釈が違うでしょう。

ある教授が以前、身体と心を信じることは「自分の内部のしくみを使って、元気を取り戻させてやることだ」と私に言いました。私はその答えが気に入りました。結局のところ、医者は人を治療するとき、身体自体の快復能力が力を発揮するのに都合のいい環境を調節したり、整えたりしているのです。骨折した脚を治療するときがそうでしょう？　医者は骨が正しく並ぶようにしているだけで、あとは自然に治ります。医者自身が骨を接合するわけではありません。体内のしくみがやっていることなのです。機械には自分で自分を修理できませんが、私たちの身体と心にはそれができます。正確にどう働くかは私たちの理解の及ぶところではありません。でも私たちは、自分の中の生命力を信じてやるべきです。それにつれて、自分の信じることを再確認していくのです。

信じるといっても、厳密に宗教的な意味合いで言っているのではありません。信心深い人でなくても何かを信じます。ある科学者がたまたま無神論者だったとしても、信じるという立場から仕事をしているはずです。彼はいくつかの化学薬品を混ぜると、必ず同じ混合物ができると知っています。見ることができなくても星はあることを、今日自分が発見した科学の法則は、明日も変わらないことを知っています。

私たちもまた、自分の身体と心と自分自身を、もっと信じなければなりません。何年もメインストリートを歩いていないのなら、あるいは町の中心に行っていないのなら、ドアを開けて外に向かって歩きだすためには何も考えずにただ信じるしかないでしょう。

そうです、信頼すること、信じることはときには難しいものです。でもそうしなければ事態はさらに難しくなるでしょう。

当然のことですが、何を信じるべきかはあえて言いません。それはあなたが自分の良心と話し合えばいいことです。私たちが言いたいのは、何か価値のあること、あなた自身（あるいはあなたの恐怖）より大きなものを信じることが、落ち着いた平静な姿勢をとるようになるのに不可欠な要素だということです。

第三部

冒険に向けて準備を始めよう

外出をもっと楽しむ

「人生とは恐れを知らない冒険か、あるいは無かです」

ヘレン・ケラー

動機づけが大切

私（シャーリー）の相談者の一人が、カウンセリング期間の終わりに、今では「どこへでも」気持ちよく行けるようになったけれど、「あそこだけはだめ」と言って隣町の名前を挙げました。

「隣町に何があるんですか？」と私は聞きました。

「義母が住んでいるんです」

「お義母さんを訪問したいですか？」

「いいえ」と彼女は認めました。

動機づけは多くのドアを開けてくれるカギです。例を挙げましょう。相談者の一人、アリスはバーモント州に住んでいました（彼女の体験談は本書に掲載されています）。彼女の最大の望みは、ブルックリンにいる家族を訪ねていけるようになることでした。私が彼女のカウンセラーをしていたのですが、たまたま私もブルックリンに住んでいました。

アリスがプログラムを実行していたのは、ちょうどブルックリン橋百周年記念祭のころでした。ある時点で、私は彼女が旅をする準備ができていると感じ、そう告げました。彼女の最初の反応は「あら、いいえ。私はダメ、今はダメ。まだ準備ができていないわ」でした。でもそうではないことを彼女は知っていました。そこで私は、熱のこもった言葉でブルックリンを紹介した、記念祭のリーフレットを送りはじめました。彼女の欲求を高めて、出かけるための心の準備をさせようとしたのです。結果は上々でした。送るたびに彼女のためらいが薄れていったのです。そしてアリスはブルックリンにいる家族に手紙を書き、たぶん訪ねていくかもしれないと告げました。手紙が行き交い、みんながアリスの訪問に興奮しました。こうしてどんどん勢いがつき、結果、アリスだけでなく、家族にとってもすばらしい冒険となりました。

冒険に乗り出すのが、出発するのが難しいと感じているなら、それはたぶん間違った取り組み方をしているからです。おそらく、ある朝目が覚めたら、突然これこれの場所に行きたいという人間になっているような、魔法の日を空想しているのでしょう。それはステキな夢です。ただ、唯一の問題は、そういうことはそんなふうに起きるものではない、ということです。

惰性や、現状を維持したいという気持ちは、私たちが生きている上で非常に強い影響力を持っています。それは物理の分野と同じく、人についても言えることです。強い力（たいていは外部からの力）が働かないかぎり、人は変わらないでいることをはるかに好むものです。それは自分を現状から引き離し、A地点から引き離して、行きたいと思っているB地点に連れていってくれるような力です。

何かをしたくても自分を屈伏させる「外部からの力」がないのなら、自分でそれを作り出すのです。行きたい場所にあなたを引きつけ、誘い出し、来てほしいと願う、磁石のようなものを見つけてください。

何もせずに傍観して、「そうだ、いつかあれをしよう」と空想しているのは、たしかに楽です。でもその望みが漠然としすぎていて、あまりに不明瞭だと、もちろんうまくいかないでしょう。著名な作家のナポレオン・ヒル博士はこのことを完全に理解していました。「あることを願うのと、それを受け入れる準備ができているのとは別問題だ。手に入れられると確信するまでは、心の準備ができている人はいない。激しい欲望を持つようになるまでは、そうならないのだ。心の状態は単に希望や願いだけであるはずがない」。

一人で出かけられないでいると、自分自身が弱いとか、あるいはまったく意志力がないなどと思ってしまうかもしれませんが、それはちがいます。それは自分に対してフェアではありません。あなたは弱いのではなく、ただ精神力の使い方を間違っているのです。間違った道具一式を使って取り組んでいるのです。心には目標や、やる気を起こさせるものが必要で、それがないと動きはじめないことを理解すべきです。

別のあなたになって動きだすためには、ロバの前にニンジンを置いてやる必要があります。ニンジンがないのなら、見つかるまで探し回らなければダメです。それが起きる状況を整えるのはあなた自身だからです。あなたがしなくても、生きているうちにいつかは状況も整うでしょう。でもその場合は待たなければなりませんし、どのぐらい待たなければならないかは、だれにもわかりません。

以前に知っていたある女性は、自分の限界を超えて出かけることを断固拒んでいました。限界というのはブルックリンの自宅から半径百マイルの範囲でした。夫に別のある町に行こうと誘われると、彼女は地図で距離を測りました。たとえば百二マイルだとしたら、行かないというのです。少女時代からこうしてきた、と彼女は言いました。息子が別の州に引っ越したときも、とても訪ねていきたかったのに、それでもできませんでした。遠すぎたのです。彼女は数年前に夫を亡くし、とても仲のいい妹の家の近くに住んでいましたが、ついに妹夫妻がカリフォルニアに引っ越してしまいました。そのときになってようやく、彼女は百マイルの限界を無視することにしたのです。そして七十歳にして生まれて初めて飛行機に乗り、カリフォルニアに飛びました。

動機づけがどう働くかわかりましたか？　おびき寄せるもの、餌（あなたをおだてて、そうしたいと思わせてくれる何か）がないと、何事も起らないのです。明日までずっと「ああ、私はあの場所に行きたくてたまらない」と言い続けることはできても、あなたをそこに引きつける磁石が見つかるまでは実現しないでしょう。

次に旅行の計画を立てるときには、おもしろくて、ワクワクするようなものにしましょう。本当に楽しめる何かを計画するのです。そうすれば、家から出るのに必要なはずみがつきます。

楽しいつながりを築く

目標は、かつて恐怖を感じていた問題の場所と、新しく楽しいつながりを築くことです。以前はやらなければならない不快な務めだったことを、何か楽しいことと結びつけると、状況はそれほどではなくなるでしょう。プラスとマイナスがお互いに相殺し合うのとよく似ています。その結果、ごくふつうに受け入れられるようになり、そのうちに本物の楽しみに変わることもあるかもしれません。

小さな楽しみが大きな重荷をどれだけ軽くしてくれるか、いくつか例を挙げてみましょう。

パスプログラムを実践中のある女性は、運転が怖かったのですが、自分のオペラ好きを運転に結びつけました。車にお気に入りのオペラのカセットテープを積んでおいて、運転中に聞いているのです。スーパーで行列をするのが怖かった若い女性は、今ではレジの前で雑誌を取り出して順番が回ってくるまで、ハリウッドの出来事を楽しく読んでいます。柵のないホームで電車を待って立っているのが不安だった女性は、今では夕刊を買って待ち時間が楽しくなるようにしています。別の若い女性はエレベーター恐怖症だったのですが、小さな単語カードを持ち歩いて、そこに書いてあるジョークをおぼえています。彼女はジョークのレパートリーがふえたおかげでパーティーの花形になりつつあります。編み物を持ち歩いている人もいます。私（シャーリー）も遠出するときは、何か手仕事を持っていくのが好きです。あるときは、かぎ針編みと色とりどりの毛糸を入れた小さな袋を持っていきました。ワクワクするような色を見ながら、四角いモチーフをどう配置しようか考えるのが、どんなに慰めになってくれたか、今でも覚えています。それから何年もたちますが、私はいまだにそのとき作ったブランケットを使っています。

相談者の一人で、ごく小さな町に住んでいる女性が、医師の治療を受けさせるために妹を最寄りの大都市まで連れていかなければならなくなりました。病院があるのはほぼ百マイル先です。彼女は長距離のドライブが心配でたまりませんでした。私は、車中用に何か子ども時代に経験したことから話の種を三つ選んで、前もって心の準備をしておくようにとアドバイスしました。彼女に勧めた話題は「子ども時代のいちばん楽しかった思い出」、「バツの悪い体験」、そして「私たちが何かをやりとげたとき」です。後日彼女は、長いドライブがとても楽しくなったと話してくれました（状況そのものの深刻さにもかかわらずです）。二人で子ども時代の体験を語り合い、思い出して、お互いをとても身近に感じたそうです。帰りに定期市にも寄ったのですが、パニック発作はまったく起こりませんでした！

歯を食いしばって耐えてはいけません。外出や体験を楽しいものにする方法はいっぱいあります！

以前、初めて町に出かけようとしていた相談者と話していたとき、彼女は言いました。「外出をもっと楽しくするのはどうでもいいの。そこに行きつけるだけで私はうれしいもの！」。私は答えました。

「だって楽しむことが肝心なんですよ！　町まで行こうと思うなら、外出をもっと楽しくしなければいけないの」。

荷車を動かすにはロバの鼻先にニンジンをぶら下げなければダメです。

「何もかも一度に」はよくない

数年前、女性誌に汚れた皿を天井まで積み上げた流し台の写真を使った広告が出ていました。主婦がぞっとしたように、その惨状を見回しています。なんの広告だか忘れてしまいましたが、キャプションには次のようなことが書いてありました。「一年分の汚れたお皿を一度に洗いたいですか？」。でも、まさにそれができると思っている人もいるのです！　すべての仕事を一度にしたがり、たどっている道全体を一度に見たがります。今すぐに、全部を一度に手に入れたがります。

精神医学者でカウンセラーのマラリン・L・ティアーは次のように書いています。「恐怖症の人々を調べていて、何かをじっと見ている時間の長さと症状の程度のあいだに直接的な相関関係があることがわかった。これは次のことを意味する。遠く離れたところからじっと眺めれば眺めるほど、症状の程度が重くなるのだ」。視覚は私たちに備わったおもな感覚の一つであり、ほかのどの感覚よりも周囲の情報を伝えるものだ、と彼女は指摘しています。視覚は脳を忙しく働かせておくのに、まさに最も重要な要素なのです。加えて、前方を見るということはこの先何が起こるかを考えることにつながります。

「A地点に行ったらどうなるだろう？」。

私（シャーリー）は運転を習い始めたころ、周囲を行き交う車に圧倒されてしまいました。反対側から来る車を見るたびに、正面衝突しないかと心配しました。あの中の一台がこっちの車線を横切ってきたらどうなるだろう? 指導教官は自分の車線に集中し、車間距離に気をつけて、自分がどこに行こうとしているのかをまず考えろと言いました。つまり、人のことにかまうな、一度に道路全体を見ようとするなということです。

それができたとき、私の運転は上達しました。注意を目の前のやるべきことにだけ向けて、何もかも(過去も現在も未来も)一度に見ようとするのをやめたとき、神経過敏の度合いは下がります。

これは計画を立ててはいけないということでしょうか? もちろん、ちがいます。全体的な設定を計画し、そしてリラックスしてすぐ近くのことに注意を向けるのです。

テストではありません

初めて新しい場所に出かけようとしたり、新しいことを試してみようとする人の多くは、自分を試すつもりで行こうとします。これは間違った心構えだと思います。学校時代のことを思い出してください。テストの日を覚えていますか? みんながどれほど神経質になっていたでしょう? 自分のすることをテストだと思うと、余計な重荷を背負いこむ羽目になります。またあの昔の批判的な自分、いつもあんなに厳しい顔であなたを見張っていた自分がよみがえってきます。あなたがしようとしている実験なり新しいことなりに、水を差すことになるかもしれません。

むしろ、次のように考えてください。あなたはすでにいくつもの方法や技術を学んできたのです。たとえば七つのステップの一つ、「想像力を働かせる」を例にとってみましょう。あなたは空想することができます。自分がほかのだれかであったり、ほかのどこかにいるフリをすることができます。状況を今とは違った、よりよいものにできれば、体験から受ける衝撃は少なくなります。QRもできます。腕が重くなり筋肉が重力で引っぱられてリラックスするようにしておくことができます。ペースを落として腹式呼吸をすることができます。これからおこなう冒険をテストと考えるのではなく、自分は医者（外科医）で、そばには医療器具（道具）のトレーを持った看護婦が待機していると想像するのです。そして与えられた職務を遂行するのに必要な道具をなんでもいいから、あなたが選ぶのです。

そういう考え方をすると、これまでに得てきたすべての知識、自分にできることすべてを思い出せるようになります。これから立ち向かおうとしている状況を、新しく見つけた道具を使って遊ぶ場所、道具を試してみる機会だと考えるほうがよくありませんか？　何かをしばらくしていないとき、あるいは初めて何かをするとき、もちろんあなたは「勝手がちがう」と感じたり、少し不安に思ったりするでしょう。それはごく普通のことです（インフルエンザが治って「初めて」外に出るとき、最初の日は外にいるだけで勝手がちがう感じがすることもあるでしょう）。慣れるための時間を与えてやればいいのです。

海岸への旅

旅行をきちんと準備するには、ちょっとした計画を立てる必要があるでしょうが、それだけの成果は得られるものです。

たとえば、ある相談者は次のような話をしてくれました。

パスプログラムを始めたとき、私の目標は家族との休暇を心から楽しむことでした。今回、私たちが休暇に出かけたとき何が起こったか、お話ししましょう。

私はいつも橋を（ほかの何よりも！）怖がっていました。橋を渡ると必ずパニック発作を起こしたからです。いつもこう心配していたものです。あそこで立ち往生してしまって、離れられなくなったらどうしよう？　いずれにせよ、家族はとても海岸（ここもまたパニックの場所でした）に行きたがっていました。そして海岸にたどり着くには、ひどく長い橋を渡らなければなりませんでした。

私たちは金曜日の午後四時半ごろに出発しました。私と夫と二人の子どもたちで、子どもたちはそれぞれ友だちを一人ずつ連れてきていました。車二台に分乗して、四時間のドライブでした。このドライブで私を本当に不安にさせていたのは、これがプログラムに加わって以来初めての大きな旅だったということです。初めての中休みのようなものでした。それに、橋があったのです（しかも跳ね橋です！）。

私はプログラムの勧めどおりに準備しました。百科事典で橋についての資料を探し、感情的にではなく事実に基づいて考えるようにしました。根拠のない話を事実に置き換えはじめたのです。私は橋の上の信号のことを心配したものでした。赤になって停止しなければならなくなったらどうしよう？　でも信号が変わるのには理由があるのだと分かりました。橋は大型船を通すために開かなければならない、自分が進む番になるまで我慢して待てばいいのだ、と。そうすると、橋のことを考えても実際に気持ちがずっと落ち着いていられるようになったのです。

でも、それは旅の当日まででした！　それから、あれやこれや否定的なことが心に襲いかかってきたのです。そしてそのとき、何もかもが実際以上に深刻に見えたのです。橋が百万マイルもの長さになろうとしているみたいに！　でもとにかく、私は食べ物をパックに詰めました。みんなで車に乗り込み、そして出発しました。

暗くなっていたので、編み物も読書もできませんでした。ただ「フリをしていた」だけです。外面的に（あるいは内面的になのかもしれませんが）正しいことをすべてしていましたが、完全にはリラックスできないままでした。合間合間に心の中でリラクゼーションテープを聞きつづけ、波が伝わるように身体の緊張が緩んでいくのを感じていました。かなりリラックスしていたので、コントロールがきかなくなってパニック発作を起こすことはいっさいありませんでした。でも家にいるときほど完全にはリラックスしていなかったのです。私はただ「フリをする」のを続けながら、しなければならないとわかっている適切なことをすべてしていました。それでもときおり、「橋・橋・橋」と考えていたのです。

ついに橋に着きました。橋が見えてきて、そっちに向かって一直線に進んでいるのです。「ああ、橋だわ！」って私は考えていました。そして橋に着いたのですが、でもパニックなんて全然起こしませんでした！　とてもステキでした。橋は本当に美しかった！　水面を見下ろしてみると、すばらしい眺めでした！　渡りおえると、また橋に戻りたくなりました！　あんなにステキな時間を過ごしたのは初めてでした。ワクワクして、びっくりしていました。でも同時に自分がとっても誇らしかったのです。だって、やっぱり、過去にあれだけの体験をしてきたのですから。それなのに、私はそこにいたんです。橋のすぐ下に広がる海を見渡して思いました。「ああ、こんなに美しい、息を飲むような眺めがほかにあるだろうか？」と。以前には、歯を食いしばって車にしがみついて、どんな橋でも、ほんの小さな橋でも、渡っているあいだじゅうパニック状態だったのに。

あとで夫にも言ったのですが、橋は私にとって、本当に大きなハードルだったのです。生まれて初めて私は海岸を楽しみました。前には、広々とした眺めや波の音、そういうのはある種「外側にある」もので、心はなんと言うか、暗くておびえていたんです（ほかにどう説明すればいいかわかりません）。だから、海岸を楽しんだことは一度もありませんでした。でも今回はまったくちがいました。大好きになったんです！　実際、すべてがすばらしい体験でした！　帰りにまた橋を渡ったとき、同じようにゾクゾクして、うれしくて興奮しました。私、とてもよくやっていると思います。

成功するためにドレスアップを

思い切って初めての外出をするときは、自分がどう感じるかに注意を向けがちで、必ずしも自分がどう見えるかについては関心を払わないものです。だから結局、そんなことはたいした問題ではないと考えて、「どんなものでもいいので」着てしまうのです。でも、よく似合う服装をしていると、気分もよくなり、考え方も前向きになり、自信もつくということはだれでも知っています。

パスグループのカウンセラーの一人、ジェンが前に言っていたことを思い出します。彼女は外出できないでいる新しい相談者を抱えていました。その相談者がどうなったのか、私（シャーリー）はジェンに聞いてみました。「ああ、元気よ。今じゃ外出しているわ」。

私はちょっと驚きました。彼女たちの電話カウンセリングがまだ二回目か三回目だったからです。どうやったのかと私はたずねました。

「あら、ハイヒール治療をしただけよ」

「ハイヒール治療？　それは何？」。そこで彼女はどんな話をしたのか、詳しく聞かせてくれました。

ジェン「あなたがどんなものを着ているかわかるわ。賭けてもいいわ。古いバスローブ姿で、お化粧もしていないでしょう」
相談者「あの、どうしてわかったんですか?」
ジェン「ねえ、ドレスアップしてほしいわ。ハイヒールに、凝ったドレスに、イヤリングに、あれやこれや全部よ。それにお化粧も。口紅にアイシャドーに、何もかもよ」
相談者「でも私は家でじっとしているつもりなのに」
ジェン「それは問題じゃないわ。家でじっとしていていいんですよ。でもとにかくドレスアップしていただきたいの。これも治療の一環ですよ」

もうおわかりでしょう。ジェンの相談者はドレスアップすると、もう一人で家に閉じこもっていたくなくなったのです。そこで彼女は出かけました。服を着て気分が変わったのです。服は大切です。私たちの気持ちのあり方が変わってくるのです。それとともにどう行動するかも変わってきます。

外出をもっと楽しくする十八の方法

1　はっきりとした、楽しい目的を持つ。ただ出かけるために、あるいは自分をテストするためにだけ出かけてはいけません(いわゆる正常な人で、具体的な行き先や目的を持たずに出かけるのを好きな人は、きわめて少ないものです)。友人を訪ねたり、図書館に行ったり、カードショップを冷やかしたりしましょう。

2 できるだけ、目的地や中間地点で友だちと会って、一緒に外出を終えるようにしましょう。それができないなら、家を出る前と目的地に着いたときに、友だちに電話しましょう。体験を共有するのです。

3 出発する前に、必ず全体の計画を立てましょう。でも予想外のことも考慮に入れておいてください。小さな喜び（色や音や出来事）を期待するのです。前もって些細なことをいちいち計画しようとするより（完全にそのとおりになることは決してありません）、外出がずっと楽しくなります。

4 次のことを知っておいてください。その外出で何かよくないことが起こる可能性は、統計的に言って本当に、ごくごくわずかです！　だから無用な心配で外出を台無しにすることはありません。

5 楽しめる用事を作りましょう。たとえば、だれかを訪問するなら、小さなプレゼントを持っていくとか。店に行くなら何かちょっとしたものを買いましょう。散歩に出かけるなら、通りの景色や、庭や、なんでもいいから楽しむように心の準備をしておきましょう。

6 できるかぎりきちんとした、またはその場にあった服装をすることを忘れないでください。できれば何か新しいものを身につけましょう。気持ちがワクワクします。女性ならお化粧するべきです。

7 何か食べ物（複合糖質とタンパク質）を持っていきましょう。出先にあるものに頼ってはいけません（さもないと結局チョコレートを買う羽目になりますよ）。

8 近所の人たちに、元気よく、気持ちのこもった挨拶をしましょう。積極的で社交的な気持ちになりましょう（必要なら演技をするのです！）。ドアを開ける前から、微笑んで――いっそのこと声を出して笑って――ください。

9　バカバカしいと自分で思わないなら、心のよりどころになるものや幸運のお守り（手紙、メダル、ペニー硬貨など）を持っていってもまったくかまいません（ただし、傘やサングラスといった、身を隠すことのできるような、見え透いた小道具は選ばないこと）。

10　神経がビリビリしてきて今にも破裂しそうな気がしたら、それは神経質になっているというより、興奮しているのだと考えましょう。事実そうなのですから。言葉にはそれぞれ肯定的ないしは否定的な響きがあるものです。「神経質」というのは否定的な、「興奮」というのは肯定的な言葉です。だからあなたの感情も肯定的に表現したほうがいいでしょう。何か新しいことをするときは、だれでも興奮の高まりを感じるものです。多くの人はこの興奮をとても心地よく感じます。だから常に新しいことを試したくてたまらないし、知らない場所を訪ねたくてたまらないのです。いつもより興奮しているからといって、むやみに気にしないように。それはまったく自然な現象なのですから。

11　外出中、何か楽しめるものを持ちましょう。たとえば、バスに乗るなら、読書、かぎ針編み、クロスワードパズル、あるいは人の顔を観察する、など。歩いて出かけるなら、途中で庭を眺めたり、機会があるたびに立ち止まって人とおしゃべりしたりするのです。愛想よくしましょう。

12　自分を宇宙の一部、地球という惑星の産物だと思いましょう。すべての生物と連帯しているのだと感じましょう。はるか遠い昔にさかのぼる共通の根っこを持っていると考えるのです。

13　子どものころ、走っている車から月を見たのを覚えていますか？　行く先々へ月がついてくるように見えたでしょう？　あなた自身が自分の小さな世界の中心となって、どこまでもすべてを引っ張っていくのだと考えましょう。「どこへ行こうが、そこが私のいる場所だ」とウェイン・ダイアー博士は言っています。

14　歩きながら（あるいは車で座っているとき）、使っていない筋肉全部を解き放ってやりましょう。できるかぎり緩めてやるのです。筋肉がすっかりリラックスしているように思えるときでも、さらに「力を抜いて」やりましょう。

15　気持ちよく思える程度を超えて興奮していると感じたら、すぐにＱＲをしてください。

16　あまり先の先のことまで飛躍しないこと。行程を一度にあらゆる角度から見ようとしてはいけません。一回ずつ小さな段階に分けましょう。Ｂ地点まで行き、次にＣ地点、それからＤ地点というようにやっていくのです。

17　この外出だけは、そんなに完全主義者にならないで。何が起きても「そのままにしておく」のです。すべてを楽しむことにしましょう。

18　そしておそらくこれが最も大切なことですが、もう快復したかのようにふるまいましょう。

予期不安に対処する

「ショーの前に神経質にならないのは、その晩、自分がベストの状態ではないだろうとわかっているからさ」
ジャック・ベニー（アメリカの伝説的なコメディアン）

人はわざと「予期不安」の状態、つまり興奮状態を作り出そうとすることがあります。出陣の前にネイティブアメリカンが踊る戦いの踊りを思い出してみてください。あるいはアフリカのジャングルで、狩りに出かける前に鳴らされる太鼓を。これらはすべて、全身を活性化して戦士に準備をさせるためのものです。

でも、予期不安について（心配を込めて）ときに言われるように、あなたもこれが新しい病気の名前であるように考えているかもしれません。

重要な出来事（それは人によってスーパーに行くことだったり、講義をしたり仕事を探したりすることかもしれませんが）に直面すると、ひじ掛け椅子に座ってくつろいでいるときよりも、脳の活動と神経の興奮が増すものです。

重要な出来事の前に、先を見越していくらか興奮するのは、まったく正常なことです。特にこれからしようとしていることが、将来全体に影響してくると信じている場合は。ベテランの役者も公演前には、多少不安を感じるものです。

それはまったく異常ではありません。そういう人たちは自分を賭けているのです。まもなく演じることになる芝居は、彼らにとって大切なものです。いい演技をするためには、神経系が勢いを増さなければならないのです。これが問題になるのは、心配しすぎたときだけです。

以前、私（シーモア）がテレビで陸上競技のレースを見ていると、ちょうどランナーのクローズアップが映っていました。それでスターティングポジションについたとき、ランナーの脚の筋肉が緊張するのを実際に見ることができたわけです。筋肉はブルブル震えていました。でもピストルが鳴ると、ぐるぐる巻きになったバネが急に放たれるように、閉じ込められた途方もないエネルギーが突然解き放たれました。これはふさわしいたとえと言えます。なぜなら筋繊維は（もし顕微鏡で見たとしたら）、予期状態にある場合、実際にぐるぐる巻きになって縮んでいるからです。これは身体を行動に移らせるためです。でもいったん行動が起こされると、緊張は消えます。筋繊維は伸び、ふたたびピンと張るのです。

猫を飼っているなら、その猫が攻撃しようとしているときに観察してみてください。強い緊張でまさしく全身が小刻みに震えています。これから使おうとする筋肉がぐるぐる巻きになり、縮み、跳躍に備えて緊張しているのです。

でも、レースの前に筋肉がブルブル震えるからといって、ランナーが気にしたり心配したりするでしょうか？　尻尾がピクピク動くからといって、猫が気にするでしょうか？　もちろん、そんなことはありません。彼らは自分のことを見ていません。心はこれからするつもりの動きにのみ集中しています。「するつもりでいる」という言葉を使ったことに注目してください。言い換えれば、彼らは進んで、目的を持ってそうしているのです。自分を見つめたり、神経質になっているからといって自分を責めて、緊張をさらに高めるようなことはしていません。

でも、神経系が、心地よいと感じるには少し勢いづきすぎていた場合、どうすればいいでしょう？とにかく状況認識を変えれば、気持ちを鎮めることができます。重大性を最小限に抑えることができるのです。これから起ころうとしていることは思うほど重大ではない、長い目で見れば自分の人生にとって取るに足りないものだと思うフリをする（あるいは本当にそう信じる）ことができます。こういう見方を選ぶことでそのことが重大ではなくなるのです。ものごとの無限の広がりから考えれば、これはとてもちっぽけなものだ、たいした問題ではないと思えるようになるのです。（よくある「負け惜しみ」のメカニズムです）。

この自分との対話は、パニックを和らげるのに効果的です。なぜでしょうか？　レースなんかないのだ、戦うに値することなど何もないのだと自分に言い聞かせれば、すべてを勢いづかせることになんの意味もなくなるからです。そうでしょう？

パニック発作について初めてラジオのインタビュー番組に出たとき、私（シャーリー）はかなり神経質になっていました。スタジオまで地下鉄で行きましたが、電車の中で腰掛けてまわりの人々を見ながら、こう考えていました。「この人たちはみんな普通の人だし、私もそう。実際、たいした問題じゃないのよ。それにもし私が何かバカなことを言っても、だからどうだっていうの？　この人たちは少しも気にしないでしょうね」。それで心が落ち着き、スタジオに足を踏み入れるまでには、自信にあふれて楽しい気分になっていました。放送に入る前に、インタビュアーにこう言われて驚きました。「心配しないで。もしあなたがパニック発作を起こしたら、そのあいだ音楽を流すように手配してありますから」。私は笑いました。「その必要はないでしょう」。

あなたには二つ、とても役に立つ方法があります。第一に、何か大切な出来事の前に神経系が興奮したとしても、それは正常な働きにすぎないと理解すること。そして第二に、状況認識を変えることで、思いどおりに興奮を鎮められると知ることです。

時間をたっぷりとる

パニック発作に苦しむ人の多くは、とてもせっかちです。あるデッドライン（往々にして想像上のもの）の前に、もっと多くのことをすませておきたいと思っています。時間をせいて、どんどん流れを速めたがるのです。外出すれば常に時計を見て、到着してから走って帰るまでの時間を計っています。家にいるときはすぐに快復したがって、そこでまた急いで飛び出していきます。ウィークス博士が基本原則の一つとして「時の過ぎるのを待つように」と忠告しているのも当然です。

私（シャーリー）が、ずっと前にマンハッタンでバスに乗っていたときのことです。すでに約束に遅れているのに、バスは渋滞で立ち往生していました。車もタクシーもクラクションを鳴らし、そこらじゅうが混乱状態で、バスは動きませんでした。私はひどくいらいらしていました。バスに今すぐ動いてほしい、と思っていました。自分の手を見下ろしたのをはっきり覚えています。私は前の座席をぎゅっとつかんで、心の中でバスを押していたのです！　少なくとも、自分がしていることに気づくだけの分別はあったので、心の中でバスを押すのはやめました。今では、何か乗り物に乗っているとき（あるいは何か自分で支配できない状況にいるとき）にはいつも、ただリラックスして運転手にまかせています。もう「手伝おう」とはしません。

この急げや急げの性向にどう対処すればいいのでしょうか？　第一に、そしてこれは明らかに初歩的なことですが、急がなくてすむように、準備する時間をたっぷりとるべきです（たとえば、先の例では、私はもっと早く家を出ればよかったのです)。

第二に、何もかも一度にしたいという衝動に対して、断固として繰り返し自分に言い聞かせてみることです。「私は一度に一つのことしかしない」。そしてそのとおりにするのです。

もう一つ、とても効果的な対策はこれです。その場で立ち止まり、すべてをスローモーションでやりはじめる。多くの人は外出する直前に家じゅう走り回り、ガスが消えているかチェックしたり、カギやセーターを探したりします。それをスローモーションに切り換えるだけでいいのです。大げさなほどゆっくりした動きをずっと続けていると、それはまもなくスピードを落とせという合図、反射的反応になるでしょう。

相談者の一人は次のような話をしてくれました。

毎日、息子は十二時半まで学校にいることになっています。だから私にはたっぷり時間があるし、慌てることはないと思われるかもしれませんが、私はいつも自称、「土壇場人間」だったんです。息子を学校に迎えにいく時間が迫ってくると、カギや息子のジャケットを探して、狂ったように家じゅうを駆け回りはじめ、学校に着いたときにはもう緊張しきって神経過敏状態でした。

でも今では全然ちがいます。カウンセラーにスローモーション法を教えてもらってから、ただ家の中を見て回って、すべきことをしているのですが、それをゆっくりとやっています。それでもすべてをすませられるし、せかされているような感じは消えました。時間どおりに息子を迎えにいっていけます。それに学校に着いたときも落ち着いていて、ほかのお母さんたちとおしゃべりもするんですよ。急げや急げの感じはなくなってしまいました。今では一日がとっても楽になりました!

す。

絶え間なく襲ってくる「もしも」

絶えず「もしも」のことを考えているのは、パニック発作に苦しむ人たちのトレードマークのようです。

そうした考え方それ自体は悪くないのです。結局のところ、すべての発明、芸術や科学における優れた着想は、次のような基本的疑問から生まれているはずです。

「もしもこれからこのような結果が生まれればどうなるだろう？」「これを別のやり方でやればどうなるだろう？」。エジソンはそうしましたね？　彼は何千回も自問したはずです。「あの代わりにこの材料をフィラメントに使ったらどうなるだろう？」。そうして電灯が生まれたのです！（カーネル・サンダースが「お母さんのチキン料理のレシピを作って売ったらどうなるだろう？」と自問したり、ピカソが「ふーむ。目を二つにしないで三つ描けばどうなるだろう？」と自問したりしているのを、ちょっと想像してみてください）。

このように、「もしも」と問いかけ、先のことを考えるのは、彼らの立場なら途方もなく有益で適切なことになりうるのです。でもあなたの疑問が「もしもあそこに行って事故に遭ったらどうしよう？」とか「もしもガスを消し忘れていて家が爆発したらどうしよう？」とか「あそこに出かけて行って、もしもパニック発作を起こしたらどうしよう」とかというものなら、あなたは自分の創造力をすべて一つのことに、しかも間違ったことに注いでいるのです！

あなたには問いかけて、前もって考える知性があります。明らかに創造的な人間です。このプログラムを通して知った多くの人が詩や本を書いています。絵を描き、刺繡をし、木工をしています。思うに、統計的に占めるよりはるかに多くの割合で、芸術を愛する人がいるのです。でもあなたはそうしたすばらしい、天賦の才に恵まれながら、間違った使い方をしています。どこへ行っても、災難の場面をまざまざと目に浮かべてきたのです。もうそろそろあなたの創造的想像力を利用したり、味方につけたりしてもいいころです。そして自分に不利になるようにではなく、自分のために働かせましょう。

「もしも」の気持ちに自分で答える

「もしも」という気持ちに直面して、答えるのを恐れてはいけません。

中には、絶えず襲ってくる「もしもそうなったらどうしよう？」という問いかけから逃れようとして、考えるのを避け、すべてをはぐらかしてしまおうとする間違いを犯している人もいます。そんな考えが忍び寄ってくるたびに不安になり、よく考えもせずに全力で押さえ込もうとするのです。（「もしも」と思うたびに手首に巻いたゴムバンドをパチンと鳴らし、自分を罰する人すらいます）。

でもこれは自滅的な方法です。なおさらそういう考えが取りついて離れなくなるだけです。あなたはいつも自分自身の考えや気持ちを（それがなんであろうと）自由に検討できると感じていなければならないのです。もちろん、いつも自分の考えを分析するべきだ（言ってみれば、心の温度をいつも測っていなければならない）ということではありません（「さて、今、私は何を感じているのだろう？」「私は何をしたいのだろう？」といったように）。一時的な気持ちをむやみに気にしたり、つかの間の感情に注意を払いすぎたりするのも、そんなにいい考えではありません。でも「もしも」という深刻な問いかけが浮かんできたら、それを検討して答えを出すのを恐れてはいけません。

いくつか例があります。よその町から来た友人と私（シャーリー）が地下鉄に乗っていたときのことです。地下鉄はある地点から高架になっていました。私たちは窓の外を見ていたので、前方がカーブになっているのに友人が気づきました。彼女は電車が曲がりきれないのではないかとひどく心配しはじめました。高架線は初めてだったので、当然、彼女は考えはじめたのです。「電車が落ちたらどうなるだろう？」と。私は彼女を安心させるために、こう言いました。この高架線は私が生まれる前にできたもので、この電車も、ほかの電車も、もう何年も何年も毎日無事に走ってきた。だから、あと数分のうちにこの電車が転落する可能性は、本当にごくごくわずかだ、と。彼女はすぐさま落ち着きを取り戻しました。

ある相談者は、通勤に地下鉄を利用していましたが、駅と駅のあいだで電車が停車するたびにビクビクしていました。パニック発作のほとんどが、そのあいだに起こっていたからです。彼は、電車が停止するのを、大きな危険の起こる前触れだ、ととらえていたようなところがあったのです（「あれれ、何かトラブルがあったんだ。何かが起こったにちがいない」）。するともちろん、脳の中の見張り番が反応します。そうでしょう？　でも二人でそのことを話し合ってから、彼は状況をもっと現実的にとらえるようになりました。

私は、地下鉄のトンネル内には、道路と同じように信号があると指摘しました（もちろん彼はそれを知っていましたが、そのときには考えてみなかっただけです）。直前に電車がいるとき、あなたの乗っている電車は停止して衝突を避けなければならないでしょう、と私は言いました。運転士は安全のため、信号にしたがって停止しなければならないのです。これで、停止した電車は、危険よりもむしろ安全と結びつきました。私はまた、電車が停止しているときにあたりを見回して、ほかの乗客を観察するように勧めました。私は長年地下鉄を利用していて、電車が駅と駅のあいだで停止するたびに（特に長時間停止したときに）、神経質な人がどういう反応をするか、いつも観察していたのです。みんな咳払いをしたり、そわそわしたり、心配そうな顔で周囲を見回したりしはじめます。文字どおり闇の中に取り残されているわけです（実際、この問題については多くの苦情が寄せられ、交通局はついに車内にスピーカーを設置して、停車中に運転士がその理由を説明し、必要な場合は乗客に指示を与えることができるようになりました）。私は彼に、自分だけではないのだから、心配したり落ち着かない気持ちになったとしても、何も恥ずかしいことはないのだ、と納得させることができました。

このように、状況を現実的に判断することは、空想と同じぐらい大切な道具になりうるのです。彼は別の角度から見はじめてから、状況を味方につけられるようになりました。電車内でのパニック発作は治まり、電車が停まったからといってむやみに心配することなく、すっかりくつろいで地下鉄に乗ることができるようになったのです。

もう一つ例を挙げましょう。かつての相談者の話ですが、彼は夜、よく知らない山道を車で走っていました。連れはいませんでした。ある地点で、彼はひどく緊張して落ち着かない気持ちになっているのを感じましたが、リラクゼーション法を使い、しばらくたちました。でもやがて、これは昔経験したパニック発作がまた起こったと思って、彼はすっかり動揺してしまいました。どうやら運転しながら例の「もしも」の気持ちが心をよぎったにちがいありません。「もし車が崖から転落したらどうしよう？」。これはどんなドライバーでも当然考えることでしょう。危険を察知すると、人はより注意深く運転します（恐怖というのはそのために感じるものでしょう？）。だから彼もその考えを黙らせるのではなく、こう答えればよかったのです。「ぼくは運転がうまい。それに注意深い。あまりスピードを出すのはやめよう。それに前にもよく知らない道を運転したことがある。そして無事に切り抜けた。だから、まず心配ない」。

こうした不快な「もしも」の気持ちを追い払う唯一の方法は、それに立ち向かい、そして答えることです。どう答えるか？　それは状況によります。ほとんどの場合、自分に話しかける言葉に「だから」をつけるだけで追い払ってしまえます。「あそこに行ってパニック発作を起こしても、だからどうしたって？（くだらない！）」。ほかの場合は先に挙げた例のように道理と常識が必要です。

その他、役立つ答えとしては、次のようなものがあります。「これこれのことが起こる可能性はどれぐらいだろう？」。あるいは「起こりうる最悪のことはなんだろう？」。

そしてときどきは、自分にこう言い聞かせるのです。「勇気を出して立ち向かおう」。

神経質になるのは当然のこと

神経質になったとき、多くの人がひどくうろたえてしまいます。人間ならば、ときに神経質になってもいいのだ、そのことで大げさに騒ぎ立てることはない、と私は思います。何年も前の話ですが、新聞漫画の「ディック・トレーシー」に恐れ知らずのフォスディックという登場人物が出てきました。彼は「身体に神経が一本も」通っていませんでした。でも彼は作られた登場人物です。現実の生身の人間なら神経質になることもありますし、ときには恐怖を覚えることもあります。でも、だからどうだというのですか？　ときどきちょっとぐらい興奮したからといって、決してだれも傷つけたりはしません。

神経質になってもいいのだと認めてしまうと（特に何か自分をびくつかせるものがあった場合）、もちろんそれと矛盾するのですが、たいていそれほど神経が高ぶらなくなります。

ほかにもできることがあります。前にお話ししたように、神経質になっていることを、意気込みに変えることができます。そして、敏感になっていることからくるワクワク感を楽しむのです。

私（シャーリー）の相談者の一人に、二十歳の青年がいました。彼は数年間広場恐怖症に苦しみ、このプログラムを始めたときには数カ月外出できない状態が続いていました。ふたたび外出できるようになると、当然ながら彼はデートをしたくなりました。初めてのデートのときには神経質になるだろうと、彼にはわかっていました。そして神経質になることでまたパニック発作が起きはしないか、と心配していました。その余分な神経のエネルギーを、デートのための意気込みに変えなさい、と私はアドバイスしました。注意を自分ではなく彼女にだけ向けて、彼女に「自分は世界一かわいい」と感じさせるようにしなさいと。

これは見事に成功しました。聞くところによれば、彼はこの方法を使って、女の子たちのあいだで大人気になったそうです（たまたま彼が長身で、浅黒く、ハンサムだったということもあったのですが）。ところで、この話にはさらに思わぬ展開があります。六カ月ほどたってから、彼はまた私に電話をかけてきました。ちょっと声が聞きたかっただけのようですが、マンハッタンで仕事を見つけたらしく、グリニッチビレッジのアパートを友人たちとシェアして、大いに楽しくやってるようでした。彼の話では、連日のようにパーティー続き（明け方まで続くこともしょっちゅう）で、今はもう食事に気を配っていないとのことでした。パニック発作がぶり返したそうです。「でも、生まれてこのかた、こんなに楽しんだことはないんですよ！　その報いにパニック発作が起こるのだとしたら、そう、まさにそうなんですがね。いいですよ、受け入れますよ」。

私は彼に言いました。「ねえ、私にはあなたと言い争う資格はないわ。あなたがいいのなら、もちろん私もそれでいいと思う」。彼は自分をコントロールできていると感じていたのです。彼はパニック発作がどんなものなのか知っていました。自分がそうしたいと思えば、発作が起きなくなる方法も知っていたのです。そして彼はパニック発作が起こるのを心配していませんでした。

自分自身を見つめてばかりいると……

心とは、外部にある世界を吟味し、哲学的な意味において、おそらくそれを内的世界に反映させ、その二つをなんとか調和させるための道具として使われるべきものです。心は、絶え間ない内省や、果てしない自己分析や、飽くことのない自己陶酔のためにあるのではありません。そういうことをすると、それは身体や心を正しく、自然が意図したように使っていないことになります。胃がその中にあるものだけを消化し、胃自体を消化することはないように、心も常に自分自身に向けられて自己を観察しつづけるのではなく、「外側」に向けられなければなりません。

だれかに四六時中見られているとわかったら、少し落ち着かなくなりませんか？　自分自身も含めて、だれかに観察されていると、人は自意識過剰になって、なんであれ正確におこなうのが難しくなるものです。次のことを試してみてください。部屋を横切って歩きながら、自分がどう腕を動かし、右ひざを曲げ、左ひざを曲げるか、絶えず意識するのです。そんなふうにして歩いているのを見れば、他人はあなたを木でできた兵隊だと思うでしょう。そこまで自意識（文字どおり自己を意識するという意味です）過剰になると、機械は動かなくなりがちです。身体は滑らかに動けません。

並の技量のテニス選手についての、ちょっとした逸話があります。その選手は自分よりはるかに優れた相手を、いつも打ち負かしていました。だれかが彼に聞きました。「いったいどうやって、あの選手を負かすことができたんですか？」。彼は答えました。「簡単さ。彼にこう聞いただけさ。『きみはサービスの前かあとか、どっちで息を吸うんだい？』」。

外出するとき、脚がどう動くかとか、自分がどんな気持ちかとか、正しく呼吸しているかとか、そういったことを考えてはダメです。自分自身に注意を集中すると、まさにあなたが起こってほしくないと思っていることが起きるだけです。

どこかへ行くときは、自動《オートマチック》に切り換えましょう。ほかのこと（アイディア、手紙を書くこと、何かをよく考えて結論を出すこと、その他なんでも）を、とりとめもなく思いめぐらしてください。言いかえるなら、あなた自身は邪魔をしないようにしてください。

未知のものとのつきあい方

「この問題について私がモットーにしているのは、『必要になるまで心配するな』と『ひとつがだめでも、ほかにも道がある』です」

シャーリー・アンナ・スウィード

パニック障害から快復するというのは、手当たり次第どこへでも出かけていって、自由気ままでいることだけを感じながら、あちこちうろつき回ることだ、というように思いちがいをしている人が大勢います。甘い幻想を抱いている人のなんと多いことか！　どうしてこんな放浪神話が広まっているのかはわかりませんが、でも実際、そうなのです。

パニック発作を抱える多くの人にとって、病気と健康のあいだには大きな隔たりがあるように感じられます。でも、本当はそうではありません。いったいどこの正常な人がひょいと思い立ち、電車（あるいは飛行機）に飛び乗って、どこかへ向かうというのですか？　だれかこんなことを呟いている人を知っていますか？「ふーむ、どうだろう、今日は日曜日だ。アーカンサスのピックルヴィルまで飛ぼうかな。どんなところかちょっと見てこよう」。そんな人を知っていますか？（私は知りません）。だれでも、知っているもの、なじんだもののほうがずっと安らぎを感じるものだし、未知のものに対しては多少用心します。人間という有機体はまさにそうできているのです。

こういったことはいたるところで目にすることができます。たとえば会議では十回のうち九回まで、みんな前のときと同じ席に座るでしょう。だれでも、身仕度をしたり、食べたり、眠ったりすることに関して、毎日のちょっとした習慣があります。だれにとっても変化は骨の折れるものなのです。当然ながらその程度はさまざまですが。あらゆる基準から見て、強くて冒険好きと見なされる人たちでさえ、慣れ親しんだもの、知っているものを必要としています。コロンブスは自分がどこに向かっているのか知っていました。あるいは知っていると思っていました。彼は当時の地図に旅程を描き入れ、計画を立てていたのに違いありません。極地に出かけた探検家たちは、自分がこれから赴くところがどういうところなのか知っていました。彼らは寒さに対する備えをしていました。そしてこれから入っていく地帯について、知りうることはすべて学びました。

自分の周囲を探検しはじめた幼児を観察してごらんなさい。わずか六十センチほどの背丈で立ち上がり、前に数歩踏み出し、テーブルの上にある何か見慣れないものを小さな指でつつき、触ったり叩いたりしてテーブルを調べ、それから母親のほうを振り返って同意を得ようとします。母親がにっこり笑ってうなずいたら、探検を続けます。調べてはちょっと進み、常に安全地帯に戻りつつ、それからまた試してみるのです。このパターンは一生繰り返されます。先を見て、理解しようとし、少しずつ征服しようとするのです。試してみて、ゆっくりと既知の世界に引き入れていくのです。計画や目的なしに未知の世界に乗り込む人なんかいません。

私（シャーリー）が未知の世界の仮面をはがす計画に乗り出したときの話です。自分の「初航海」（オランダ旅行）の準備のためにケネディ空港を訪れたとき、私は可能なかぎりだれにでも話しかけました。切符売り場に並ぶ人、到着したばかりの搭乗客、歩道の端に立つポーター……。ほとんどの人がこう教えてくれました。そう、自分たちも初めて飛行機に乗るのは怖かった、と。でも数回目になると、「自宅の居間に座っているようなもの」になっていたというのです。私は展望デッキから何時間も飛行機の離発着を眺めていました（あの巨大な金属の鳥は、信じられないほど優美でした！）。

空港に行っただけでなく、航空術の歴史と航空力学の原理について、できるだけたくさん本を読みました。ついにその日が来て飛行機に乗り込むときには、私は旅なれた旅行者であるかのようにふるまいました。飛行機には赤ん坊が大勢乗っていました。私は心の中で自分も赤ん坊だというフリをしました。ママに連れられて飛行機に乗っているのです。フライト自体はすばらしいものでした（すべての予習は報われました）！　太陽が昇るのが見えたとき、腕時計は午前三時をさしていました。下を見ると、鏡のようにピンクとブルーの雲が浮かんでいました。そして思ったのです。永い永い年月のあいだに、どれほど多くの人々が空を飛びたいと切望してきたことか、と。鷲《わし》の羽で巨大な翼を作ったギリシア神話のイカロスの話を思い出しました。でも、翼をくっつけていた蠟《ろう》が太陽の熱で溶けてしまったのでした。そして今私は、過去の時代には王侯貴族にもできなかったことをする特権を与えられているのだ、と考えました。そんな物思いにふけっていたおかげで、飛行機の旅は実に楽しい体験になりました。もし私が墜落やハイジャックのことを考えていたとしたら、どんな結果になったか想像できますね！

行きたいと思う場所について、できるだけ多くのことを知っておくのがあなたの務めです。未知の世界を既知の分野にしてしまうのです。

本拠地を切り換える

なじみの深いものに囲まれていたいからといって、自分を異常だと考えて責めるのは間違いです。適切なものの見方をすれば冒険に乗り出す術が身につきます。

テキサスに旅行したとき、私はニューヨークの自宅ではなく、自分が滞在していた家を本拠地だと考えました。どこへ行くにしても、一時的な本拠地を作り出すことはできます。バス旅行をするなら（長期の観光旅行で）バスを本拠地に、車で旅をしているなら、車を本拠地に、ホテルに滞在しているなら、ホテルを本拠地にする、というように。

しょっちゅう旅行をする人は、本拠地を切り換えるのがとてもうまいものです。はじめての町に行くとき、彼らはよく同じホテルチェーンに泊まります。チェーンホテルの部屋が同じように見えるというのは、おそらく単なる偶然の一致ではないでしょう。もちろん、ホテル側にしてみれば大量に買い入れることができれば安くつく、という財政面の問題もあるでしょう。でもそれだけではなく、人はなじんだ環境にいるほうがずっとくつろげるのをホテル側が知っているからだと思います。世界じゅうどこへ行っても、どこかのチェーンホテルに泊まることができるし、多少の地域差と地方色はあるにしても、ほぼ同じ宿泊設備が得られます。

スクエアダンス（フォークダンスの一種で四組のカップルで踊る）を見たことがありますか？　パートナー同士が円になって踊りながら反対方向に進み、同じ場所に戻るまで次々と相手を変えていく箇所がありますね。一人の手を放すとすぐに次の相手の手を取ろうとします。こうしてみんな移動しながらいつもだれかの手を握っています。旅もまたかなりこれに似ています。一つの場所を離れて、すぐに別の場所のことを考えはじめ、ある空港で友人と別れを告げ、次の空港でほかの友人たちにあいさつするのです。

あなたのするべきことはただひとつ、もっと上手に、機敏に本拠地を切り換えることです。ひとつの本拠地を離れたら、次の本拠地をしっかりとつかむのです。現実の、物理的な拠点である必要はありません。それはどうでもいいことです。むしろ心の問題です。どこかへ出かけるとき、人はたいてい、未知の場所に行くのを、そしてこれまで知らなかった環境を見て、人に出会うことを楽しみにするものです。彼らはこれから行こうとしている場所を、すでに新しい戦略拠点と考えているのです。

鳥のように自由に

動物行動学者のデズモンド・モリス博士は、囲いのない広い場所に一人きりでいるのを怖がるのは、防衛機制として人の脳にプログラムされているからだろう、と言っています。これは、私たちの祖先、何千年も前に人が狩猟部族の一員として暮らしていた時代にまでさかのぼることです。一人きりで野原やどこか部族から離れた場所にいるのは、なんらかの危険を意味していたでしょう。したがって、(比較的安全な)部族から離れることに対する恐怖は、生き残るために有用であり、この特性が次の世代に受け継がれていったのです。だからおそらく現代でもなお、この昔からの先天的恐怖が私たちに残っているのです。

私(シーモア)は、「鳥のように自由に」というのはうまい表現だと常々考えていました。なんと言っても、鳥はどこへでも無制限に好きなところへ飛んでいけるではありませんか? でも、そうでないことがわかりました。鳥たちもまた、動物や人間のように、ある境界線で閉じ込められているのです。最近、鳥についてのある話(「リーダーズダイジェスト」所収、『鳥は目に見えない自然のかごの中で生きている』)を読んだのですが、バードウォッチャーでない人にとっては意外な話でしょう。著者は次のように言っています。鳥の行動は「非常に厳密に定められていて、鳥たちは、飛び回っている空域の奴隷なのだ」。例としてコウカンチョウの話があげられています。新しい造成地に道をつけるために、ブルドーザーがショウジョウコウカンチョウの生息地の木々を倒してしまいました。「見ていると鳥は四百フィートほど飛んだかと思うと、突然、見えない壁にぶつかったかのように舞い戻ってきた。地面で羽ばたいてから、また別の方角に飛び去ったが、別の見えない障壁に衝突しただけだった」。縄張りの境界線が頭の中に刻み込まれているので、開拓地を横切って安全なところへ飛んでいくことができなかったのです。近くの森では、捕食者のフクロウが甲高い声で鳴いていました。そして著者の予想どおり、翌日コウカンチョウの血まみれの羽が見つかったそうです。

縄張り本能は、鳥においては最も強いものです。鳥の前脳はあまり発達していないので、生存するために本能により多く頼っています（縄張り本能は、つがいの形成と維持に役立ち、種の生存を助けているのです）。もちろん、私たち人間もまた多くの点で本能によって動いていますが、その役割は弱まっています。行動を規制するのにそれほど重要な役割を果たしてはいません。私たちは大きな考える脳に頼って、論理的に考え、問いかけ、想像力を有意義に利用することができます。人間である私たちには、状況をちがった角度から見ることができます。それに状況を再定義して、そこに新しい意味を読み取ることができるのです。

考える大脳皮質を最大限に活用しましょう！　一定の縄張りを狭く引いて、「これが私の特定領域（私の区画、私の場所、私の家など）です」と言うのではなく、心の中でその同じ領域を広げて、もっと大きな空間を包み込むことができるのです。「町全体、あるいは国じゅうが、あるいは世界じゅうが私のものだ。私はまだ私の安全地帯にいる。私はここに属しているのだ」というように。

不運な鳥にはその領域を再定義することができませんでした。全体の状況を見て、別の視点から判断することができなかったのです。ただ自分がプログラムされた本能に従い、屈するだけでした。でもあなたには別のやり方ができるのです！

実行することで自信をつける

「あなたがつまずいた石で建てなさい」　格言

パニック発作の不思議なところは、すぐにそれがひとり歩きを始めることです。あなたは日々の営みに励みながら、パニック発作のことを考え、心配し、発作について書かれたものをむさぼるように読み、医者に相談します。しばらくすると、パニック発作が生活のかなりの部分を占めるようになります。朝、目を覚ますと「それ」はそこにいるのです！

何かパニック発作以外のことに本当の意味で関心を持つのがどれほど大切なことなのかを、私たちがいつも相談者に話すのはそのためです。あなたをほかの人々と接触させてくれる何か。ちょっとした事業を始めるか、クラブや聖書研究会や、ボランティア活動をするのもいいかもしれません。もちろん、心は一度に一つのことしか考えられません。対象がなんであろうが関心が高まってくると、それが生活の中に存在しているだけで、絶えずゾッとしながらパニック発作を思い出すことはなくなるでしょう。でも、家でゴロゴロしながら宙を見つめて（「なぜ私が？」と繰り返し自問して）いたり、次から次へとくだらないテレビ番組を見ていたりするなら、どうして生活が変わることを期待できるでしょう？

どんな治療法であっても、あなたが自分でなんとかするのを手助けすることしかできません。セラピストのところへ行っても、彼にできるのは、あなたの身体や心が癒えるように正しい方向にあなたを導くことだけです。セラピストはあなたの代わりに考えることはできません。あなたが別のやり方で問題に取り組めるようになるための、新たな洞察力を持てるように手助けをするだけです。たしかに、この本は役に立つでしょうし、ほかの本も役に立つでしょう。でも、あなたはこのすべての（そしてさらにほかの）情報をふるいにかけて、納得のいく、自分にふさわしいアドバイスを選び出して役立てなければならないのです。一つがうまくいかなかったら、別のを試しましょう。こういった知識を活用しようとするあなたのやる気が、最終的に事態を変えて状況を改善していきます。

これが肝心なところです。よくなりたいと願うのも、快復につながることをするのもあなた自身です。だれもあなたの代わりにやってくれたりはしません。

かつてだれかが言ったように、「治りたいと思う気持ちが治療の一部」なのです。

本物の興味を持つようにする

恐怖症関係の団体や診療所の多くが、パニックを抑制する手段として次のような方法を教えています。パニック発作が始まったら、あるいは不安になったら（このシステムではそう指導しています）、すぐに自分がどの程度不安なのか判定して、1から10までの段階にランクづけする（1が最低で10が最高レベル）。それから不安の程度が上がるか下がるかを観察する（「今は5だ、8にまで上がっている、6に下がった」というように）。こうした数字遊びをすることで、とにかくパニック度が高まるのを中断させ、下がるのを待つ、というわけです。

しかし、この方法は少々わざとらしいし、なによりも、効果のほどが実に疑わしいのが問題です（ある人には効くのでしょうが、この方法ではうまくいかなかった人々を私たちは確かに見てきました）。この方法に賛成しない第一の理由は、それによって注意が自分自身に、パニックの瞬間に、そして身体的症状に釘づけになってしまうことです。前に指摘したように、そもそもパニック発作を引き起こす原因の一つは、この内省という習慣、つまり自分自身に注意を集中しすぎる習慣です。パニック発作に苦しむ人たちは四六時中自問する傾向にあるのです。「私はどんな気分なのだろう？　この症状はどういうことなのだろう？」。毎秒毎秒、自分がどんな気分なのかを気にして、そしてちょっとでも不快に感じると耐えられないことこそが、この問題の核心なのです。

　この方法によれば、自分で1から10までのどの段階にいるのかランクづけするだけでなく、たとえば木々を見たり、車が通るのを眺めたりして、今この場に注意を集中することになっています。でも、繰り返しますが、パニック発作を食い止めようとして必死にこの方法を試すのだとすれば、その人が「早く、気持ちをそらさなければ。木を見よう、木を見よう、木に気持ちを集中しよう」と自分に言い聞かせるのだとすれば、それはかえって逆効果だと私たちは考えます。ただし、この方法はうまく使えないと言っているのではありません。私自身、何度もやってみました。もっとうまいやり方は、実際に立ち止まって木々や花を見て、その美しさを楽しむ、というものです。

　ときどき、いくつか大事な用があって、自分があまりに早足で歩いていたり、駆け回りすぎていると気づいたとき、私はわざとペースダウンし、立ち止まって、実際に周囲を見回して楽しもうとします。立ち止まって、どこかの家の庭に咲いているバラの微妙な色合いをうっとりと眺めることもあります。あるいは日の沈むのを見て、目の前にあふれる色の洪水を楽しみ、自分ならどんなふうに描くだろうと想像することもあります。こうしてちょっと一休みして美を愛《め》でることで、元気になり、人生に対して新しい見方ができるようになるのです（「今、慌てて片づけようとしているこの用事は、宇宙全体から考えれば、本当にそんなに大事なものなのだろうか？　今から一年後にだれか気にするだろうか？　私は気にするだろうか？　全部今日やってしまわなくたって、だからどうしたというのだ？　明日という日がある。今日は楽しもう、今、できるうちにこの美しさを見ていよう」）。

注意をそらせようとして、息せききってなんでもいいから何かないかと狂ったように探し回っていると、神経系を元気にしてやることはできません。それどころか、逆効果になることが多く、さらに神経質になってしまいます。なぜでしょうか？　それはあなたが、正常な人は破れかぶれになって「木を見よう、木を見よう」などと言いながら歩き回ったりしないと知っているからです。そこであなたの心の一部（いつも批判的な目であなたを見ている厳しい自分）が囁《ささや》きはじめるのです。「ちぇっ、何かが間違っている！」。そう考えると、また怖くなるのです。

パニック発作のことに半ば気をとられたまま通りを歩いていると、ほかの何かに強い関心を持つのにちょっと時間がかかってしまいます。あらかじめ心の準備をしておくべきです。無からアイディアは生まれません。何かをインプットする必要があります。そこから徐々に関心が広がっていくのです。何かあなたの気に入るものに出会うことが新しい発想のきっかけになります。それから自分の気の向くままに、芽生えはじめたアイディアを新しい方向に導いていくのです。私（スウィード）自身が体験したことを少しお話ししましょう。

数年前、働いていた病院で私はフランス語を話す職員のグループと出会い、仲よくなりました。よくみんなでランチを食べました。それがきっかけで、私はハイスクール時代に習ったフランス語を勉強しなおすことになりました。毎日、単語カードに単語を書き込み、歩きながら、あるいは電車やエレベーターを待ちながら、暗記したものです（単語カードは手に持つか、ポケットに入れて歩くと楽です）。目標は一日三十語覚えることでした。そのうちの二十語は忘れてしまうのですが、それでも進歩しました。フランス語がスラスラと出てくるようになるのが楽しくて、さらに熱心に勉強するようになりました。興味というのはそうやって、楽しい反応《フィードバック》を通して生まれてきます。

しきりに詩を書いていた時期もありました。小さなノートを持ち歩き、毎日通勤の電車の中で書き散らしていたものです。詩作に没頭してしまって、はっと顔をあげることもしばしばでした。「あら？もう着いたの？」。

私（シーモア）は医学部に通っていたとき、パートタイムで働いていたのですが、わざと退屈で刺激のない仕事を選び、思いのまま勉強したり考えたりできるようにしました。授業で習ったことや学習資料を単語カードに書き出し、日中、繰り返し作業をしながら暗記していました。

あなたも何か勉強したいことを選べるのです。ずっとやりたかったけれど、これまではする時間のなかった何かを。そう、今がその時です。あなたは好きなテーマの「専門家」になるだけでなく、忙しさにかまけてパニック発作を心配している暇もなくなるでしょう。

歩道のひび割れを数えるより、何かに本物の興味を持ち、それを活動の中心とするほうが、有意義ではないでしょうか？

「どこまで行けるかやってみる」という方法

恐怖症関係の団体の中には次のように教えているところもあります。パニックを起こさずにどこまで行けるか見てみましょう。それでパニックを起こしたら引き返して家に帰り、別の日にもう一度試してみましょう、と。

でもそれはまさにあなたがやってきたことです！　そしてご存じのように、そのやり方はまったく効き目がありません。効くはずがないのです。今のところ大丈夫だと感じていても、二十分後にどうなっているか予言できますか？　遠くまで行きすぎて、そして「あれ」が起こったら（この考え方によるとそうです）、いったいどうやって「安全地帯」まで帰ってこられるでしょう？　それを考えると、家から遠く離れるのを思いとどまってしまいます。

　数人の相談者の方に、この「どこまで行けるか確かめる」という方法をどう思うか聞いてみました。次に挙げるのがその回答です。

「一度入り込んでしまった状況から逃げ出すことを自分に許してしまえば、そのことに精神的にすがるようになってしまうかもしれません。リラックスしてその状況を切り抜けるように、本当に自分を鍛えることは決してないでしょう。自分を『脱感作』（恐怖症や不安障害の人に、不安や恐怖に対して意識的に触れさせて症状を解消しようとする行動療法）させるには、一度始めたことを最後までやり遂げるのが大切なのです」

「一度引き返してしまうと、たぶん多くの否定的感情を持つようになるでしょう。自分自身や、快復や、その他いろいろなことに対してです。パスのこのプログラムは引き返さず先に進まなければならないと強調しています。それが私には効き目がありました。何度も誘惑にかられましたが、引き返しませんでした。切り抜けるたびに、とても達成感があったのです。自分がそうした否定的な考えを克服できることを知ると、満足感を味わえます」

「私はそのやり方には反対です。経験から効き目がないとわかっているからです。逃げつづけることになってしまうかもしれません。進歩することができるのは、肯定的学習があって、自分自身の行動をコントロールしているという気持ちが高まっているときだけです。実際、このやり方だとさらに自信喪失するだけで、次のときにはもっと恐ろしくなってしまいます」

「私の経験から言えば、引き返してしまうことで、次に試したときにすべての否定的体験が増幅されたのです。振り向いて逃げ出すより、むしろもう一歩先に進むのを助けてくれる技術を伸ばしたほうが、はるかにいいと思います」

真実の瞬間

あなたが何かをしはじめたり、あるいはどこかへ行こうとしていて、突然「もう後戻りできない」と気づいたとしてください。もう後戻りできない状態に達したとき、あなたはどうしますか？　どうやって対処するでしょうか？

そのときこそ、身につけたすべてのリラクゼーション法を試してみるのです。ゆっくりと呼吸しはじめ、筋肉をだらんとさせ、重力に引っ張られるままにしましょう。ＱＲ（八八～九〇ページ参照）か応急処置（一〇〇ページ参照）をしましょう。たぶん、身体が激しく過呼吸をしたがるかもしれません（結局、あなたはこう考えることで、すでに見張り番を目覚めさせているのです。「さあ、いよいよだ。もう後戻りはできない。何事があっても、切り抜けなければならない！」）。

かなり恐ろしいことです。そのとき、あの臆病で依存的な子どもがあなたの中で叫びます。「ああ、耐えられない!!」。でも、その子どもにきっぱりと言い返してみてください。厳しくではなく、きっぱりとです。「さあ、いい子だね、大丈夫だよ」、あるいは「さあ、やつらにきみの本領を見せてやろうじゃないか」。時間がたつにつれて、まだ判断力を失っていないのに気づきます。そのことを忘れないようにしましょう。繰り返し言い聞かせるのです。現状でどれだけ立派にやっているか、自分に思い出させるのです（優しく話しかけましょう。いいですか、あなたは小さな、おびえた子どもに話しかけているのですよ)。自分がビクビクしていることなど決して気にしてはいけません。そんなことはたいした問題ではありません。肝心なのは、あなたがすでに困難な状況にあって、ついに「それ」をしているということなのです(「それ」がなんであれ)。あなたは行動を起こしたのです。そのことを喜びましょう。誇りを持ちましょう。褒めてしかるべきであって、非難すべきことではないからです。神経質になっていることについては、気にしないでください。なにをするにせよ、経験を積んでいけばそれはしばらくして治まります。

私(シャーリー)が運転を習っていたときのことです。私は初めて幹線道路を運転していました。怖がっていたかって? もちろん! 私は夫と一緒でした。運転席に滑り込みながら、私は自分の長所をすべて思い浮かべていました。町中の通りではとてもうまく運転していた、すでに山の上り下りも経験している、険しい山だって経験ずみだ、私は注意深くて、良識あるドライバーだ、夫は私の運転技能を信頼している(自分の大切な車の運転をまかせてくれたのだから、私は立派にやれるはずだ!)。私は恐怖感をとにかく無視しました。そうした感情に特に意味はないと知っていたからです。こういうことを初めてする人なら、だれだって神経質になるものです(たしかに、幹線道路を運転するのを怖がらない、自信たっぷりの男の子たちがいるのはわかっていました。でも私は彼らとは違います)。

だから、冷静でないと自分を責めたり、あるいはここにいたくないと願うのではなく、私は自分のしていることと、リラックスすることに集中しました(ゆっくりと腹式呼吸をしたり、身体を重く感じるようにしたり、その他いろいろです)。そして運転しながら、景色を楽しみました。それはそれは美しい景色でした(私たちはキャッツキル山脈を走っていました)。その後、ドライブが終わったとき、何か賞を勝ち取ったかのように心がはずんでいるのを感じました! 頭の中で次のような言葉が躍っていました。「わーい、やった、本当にやったのよ！」「私はもう一人前のドライバーだ」「自分で思っていたよりずっとくつろいでいたわ！」「私は勇敢だ、私にはできる、必要なものは身につけているのだから」。

自信はこうして築き上げられていくのです。ゆっくりと、少しずつ。それについて書いた本を読んだり、「自信を持とう、自信を持とう」と自分を仕向けたりしても生まれるものではありません。自信は実行によって生まれるのです。

自信があなたのドアをノックしに来るまで待っていてはいけません。それではすべてを後退させているのと同じです。自信はあなたが困難なことをなし遂げるたびに、「ばんざい、やったあ！」と言うことができるたびに、自然に身についてくるものなのです。

頼りになるのは自分自身

あなたには頼りになる人を探す必要はまったくありません。あなた自身が頼りになる人なのです。考えてみてください。あなたはすでに必要なものすべてを持っています。すべてあなたの中にあるのです。人はそれぞれが、なすべきことについて欠けるところなく充分な存在です。希望、勇気、生の躍動、そういうものは私たちの中にあるのです。そして私たちはそうしたければいつでも、この力の源を呼び出すことができるのです。

私たちが外側からの力の源と呼んでいるものでさえ、私たち自身の心の中にあるのです。読んだ本、知っている人々、愛している人々、信じている神。それらすべてはあなた自身の中に複雑に入り組んでいる一部ではありませんか？

古くからの言い伝えにもあります。人間が最初に創られたとき、神の生気そのものからきた勇気を与えられたために天使たちはみんな嫉妬しました。そこで天使たちは人がこの勇気の存在に気づかないように隠してしまおうとたくらみ、隠し場所を探しました。「空に隠そう」「大地に埋めてしまおう」「海に放り込もう」。天使たちはそれぞれ意見を述べました。でもある賢い天使がこう言いました。「いや、人間の心の中に隠そう。そこを探そうとは決して思いつかないだろうから」。

あなたは大丈夫！

あなたは正常だ、あなたの神経系はちゃんと機能している、とわかってもらうのが難しいことがあります。合理的に説明しても、どういうわけか自分が病気なのだと信じつづけたい人もいるのです。多くの心理学者はここには心理操作的要因が働いている、と意地悪くほのめかしています。しかしウィークス博士は『広場恐怖症の簡単で効果的な治療法』の中で、次のように書いています。「広場恐怖症の男性や女性で、快復したくないと思っている人はめったにいない」。

おそらく、どちらの見方もある程度妥当だと言えるでしょう。いずれにしても、ある人々にとってはライトモチーフのように繰り返し頭に浮かぶ言葉があるのです。「私はどこか悪いのだ」。そうではないという証拠があるにもかかわらず、です。

たとえば、私（シャーリー）の以前の相談者で、一定の境界内（家から十ブロック以内）でしか、まともに活動できない人がいました。その領域を越えると、即座にパニック発作を起こしてしまうのです。このプログラムを始めて二週間ほどたったある日、友人が亡くなり、彼は遺族を弔問しなければならないと思いました。唯一の問題は、その家がかなり遠く、自分の「境界」外にあるということでした。それでも彼は車を運転していきました。

帰り道、まだ車にたどり着く前から彼はひどいパニックに襲われました。彼は自宅までの「暴走」ぶりを話してくれました。バスや車を追い越し、車の流れを出たり入ったりしたそうです。家の前でようやくブレーキをきしませて車を停めたところでやっと、そのまま身を任せて、リラックスすることができたのでした。そこで彼は自分の神経系に何か本質的に欠陥があると気づいた、と言うのです。

「いいですか」私は指摘しました。「あなたはひどく混んだ道を運転していたのですよ。帰り道では何千台と言わないまでも、何百台もの車を追い越したはずです。ニューヨークのあの異常な交通量の中を、ちゃんと運転していたんですよ。あなたの神経系は感覚に襲いかかってくる無数の情報に、正確に応えることができたのです。そんなことがあっても、あなたは無事に家に帰り着いた。それなのに神経系に悪いところがあるとおっしゃるのですか？」。

この相談者がその後どうなったかは不明です。彼は翌週プログラムから離れました。

逃げ出したいという衝動が起きたらどうするか

パニック発作が起きるのを感じると（あるいは今にも起こりそうなのを感じると）、逃げ出したいという強い、間違えようのない衝動に襲われます。自分でどうしたいと思っても、ほとんど何もできません。これは見張り番が目覚めると必ず起こる、自然の反応なのです。逃げ出したいという衝動に駆られるときは必ず攻撃・逃避本能が活発になっているという、ほぼたしかなしるしです。

でも、よく聞いてください。視床下部が刺激されると逃げ出したい衝動に駆られるのは、異常ではありません。身体はそういうふうにできているのです。危険が続いているあいだ、自然はあなたがそこから逃げ出すのを助けようとするのです。

でも、何も危険はないと、それが単なる神経の過剰反応にすぎないとわかっているのなら、逃げ出したい衝動に屈してはいけません。その代わりどうするべきか？　すぐにQRか応急処置を始めるのです。いったん見張り番が落ち着くと、逃げ出したい衝動は消えてしまいます。

逃げ出したい衝動に屈してしまうと、あとで敗北感を覚えて自分に腹を立てるでしょう。逆に、逃げ出さずに気を鎮めることができれば、誇らしい気持ちになり、勝利感が得られるでしょう（どちらを手にしたいですか、短期的な利益か長期的な利益か？）。

このプログラムに従っているうちに、交感神経系は落ち着いてきます。交感神経系が落ち着くと、いつもの過剰反応は弱まっていきます。

次に、私たちのファイルの中から、かつての相談者の手紙を一通ご紹介しましょう。


プログラムに従って食事を改善して運動をしたことで、以前より強くなったような気がしています。そこで、ぼくは夜の散歩に近くの映画館まで映画を見にいくことにしました。カッテージチーズ、全粒粉のクラッカー、レーズン、それにネクタリンを詰めて、暗い中を出発しました。長い映画を一人で見にいくことについての「予期不安」があるのには気づいていましたが、その夜のあいだに起こるかもしれないすべての「エピソード」を通してリラックスしよう、と決心していました。数回、軽く心拍数が上がりました。しかし、映画館を飛び出す代わりに、パスプログラムとウィークス博士の本で学んだすべてのことを何度も思い出し、QRを繰り返し、筋肉が緊張しているとわかると、リラックスしろ、このまま身を任せろ、ぼくは健康体なのだ、起こりうる最悪のことは、自分で自分を怖がらせて落ち着かなくさせてしまうことだし、そうならないことを選ぶこともできるのだ、と自分に言い聞かせつづけました。

そのまましばらくたって、携帯食を口にすると、問題は解決しました。夜遅くなって歩いて帰ったのですが（このことについても前には心配していたのです）、本当にうれしくてたまりませんでした。ぼくは適切な対応をして、正しい態度をとったのですから。単純で陳腐に思われるかもしれませんが、本当に大勝利だったのです！　そのことを恐ろしい務めだと思わなければ、そして自分は本当に健康体なのだということを忘れずにいれば、どれほどすばらしくて楽しいものになるかを、ぼくは学びました。

驚くなかれ、この青年はやがて、世界じゅうを旅行して回るようになりました。彼によれば、「電車も、飛行機も、なんでも」利用し、「まゆ一つ動かすことさえない」そうです。

閉じ込められたと感じたらどうするか

広場恐怖症の特徴の一つは、ほとんどどんな状況にあっても絶えず自分を犠牲者として、言ってみれば「ワナにかかった人間」と見てしまうことです。

特に交通量の激しい場合に橋を渡るのが怖い女性がいるとしましょう。どうして怖いのかと聞くと、その女性は「そこでワナにかかってしまう」のが、あの感覚が襲ってきたときに逃げ出すことができないのが怖いのだ、と言います。

この恐怖を克服するには、状況に対する身体の過剰反応を減らし、状況についての認識を変えられるように修正する必要があります。つまり、身体と心の両方に気を配らなければならないのです。たとえば、彼女は健康を損ねないようにしなければなりません。適切な食事をし、毎日の運動とリラクゼーションをするべきです。ストレスは大量のエネルギーを消費するのを意識して、出かけるときには食べ物を持参したほうがいいでしょう。それにストレスを軽減するための道具も身につけておかなければなりません。これはすべて常識的な用心にすぎません。

また、その橋がどうやって建設されたか、その歴史は、など、橋についての知識を深めておくのも役に立つでしょう。そんなことを知っていても関係ないように思えるかもしれませんが、実はちがいます。なんであれ、よく知るようになり、理解できるようになると同時に、それほど恐ろしくなくなってくるものです。

別の視点で状況を見るようにすることも欠かせません。結局のところ、彼女はたまたま橋の上にいるのではありません。どこかに行こうとしているのか、家に帰ろうとしているかです。橋がそこにあるのも理由があるからです。川や幹線道路などの障害物があるため、向こう側に渡りやすくしようとして(あるいは渡れるように)架けられたのです。だから彼女は自分が行こうとしている場所にたどり着くために、橋を利用しているのです。橋に利用されているわけではありません! 彼女はたまたま橋の上で捕まえられて、救いを待つ犠牲者などではなく、理由があってそこにいるのです。

恐怖をただ自分にはどうすることもできない外部の力としてとらえつづけていれば、快復が遅れるだけです。投薬を受けているとしても、あなたには食事のしかた、考え方、ストレス処理のしかたなどについての責任があります。薬は解決策にはなりません。まさに例の逆説の一つです。これを自分にも大いに関係のある問題だと考えると、はるかにうまく対処できるようになります。

私（シャーリー）は数年前に新聞である話を読みました。それは、山崩れが起こって洞窟に閉じ込められた、登山家グループの記事でした。結局、彼らは全員救出されたのですが、おもしろいのは、リーダーが仲間たちに、酸素を節約するために静かに横になっているようにと言ったことです。リラックスした筋肉はさほど酸素を必要としない、というのがその理由です。

でも、ワナにかかったと感じたらあなたはどうするでしょう？　即座に全筋肉を緊張させて（酸素を消費し、乳酸を増やし）、半狂乱になって出口を探すでしょう。「ワナにかかった」と考えつづけるのは、牛の前で赤い旗を振るのと同じです。なぜなら「ワナにかかった」と思うと、身体に逃げる準備をさせることになるからです。言葉は大切です。私たちの思考は言葉についてくるものだからです。

気持ちを落ち着かせて、なだめてくれる言葉を使いましょう。視点を変えるのです。被害者意識を捨てましょう。自分を勇敢だと思ってください。現代的な科学技術（橋、車、電車など）の利用者だと考えましょう。こういったものはみな大いに役立っているのです。私たちが行きたいところへ行けるようにしてくれているのですから。

逃げ道を断つと実に簡単

古代の侵略戦争について読んだことがあります。侵略軍は船団を組んで到着し、上陸後、司令官はすべての船を燃やせと命令しました。

多くの人々はまだ目標に到達してもいないうちに逃げ道の心配をします。知識を身につけていても、実際にそれを使うつもりがなく、気持ちはすでに逃げ道に向かっているのです（ウィークス博士は、人は道の九十九パーセントまで進もうとするが、残りの一パーセントを進もうとしない。でもその一パーセントが勝利をもたらしてくれるのだ、と言っています)。

でもそんな態度をとっていれば、落ち着いて平静になることは期待できません。なぜなら、そのような考え方をしていると、いっそうの緊張状態に陥るからです。気持ちを鎮めるどころか、新たな緊張を呼び起こすような選択肢を与えられ、さらに疑問がわいてくるからです。どうやってここから逃げよう? なんと言えばいいのだろう? 友だちにこれをどう説明しよう? みんなは私のことをどう思うだろう? 秘密が知られてしまうだろうか? それに、どうして自分に弁解できるだろう? 私は本当に根っからの臆病者なのだろうか?

秘訣は、完全武装し、きちんと準備を整えて状況に乗り込むことです。「よし、ちょっと神経質になったら口実を作って逃げ出そう」などと自分に言い聞かせてはいけません。そういう状態ではQRをするのが難しくなります。気持ちの大部分が出口のほうに向かっていたのでは、平静でいるのが難しいからです。

退路を断ってしまうほうがはるかに良く、そして実に簡単です(今は、信じられないでしょうが)。

ぶり返しを体験する

これは言い古された言葉のように聞こえます。でも私はよく、これは不必要に不安にさせる言葉ではないかと思うのです。ぶり返しは後退、つまり、すべての進歩を帳消しにしてしまうことを意味します。だれがそんなことを望むでしょう?

でもこういうふうに考えてみてください。どのような進歩をするにしても、最初から最後まで完全にうまくいくというのは、まずめったにありません。目標達成グラフを作ってみれば、決してまっすぐ上昇していく線にはならず、むしろ、新聞で見る株式相場のグラフのようなものになるでしょう。うねうねとした線が上昇したり下降したりして続き、あいまに平坦なところがあるグラフです。それでも、長期にわたってみると（適切な株を選んだとしたらですが）、確実に上昇していることでしょう。

大自然にも周期的な変化があります。潮の干満、昼と夜、季節、天候。電磁波であろうが、海の波であろうが、引き潮と満ち潮は必ずあるものです。自然のこの周期的現象はいたるところで認められます。自然について言えることは、私たちについても当てはまるのではないでしょうか？　私たちは自然の一部なのですから。

だから、明日、昨日ほど元気に感じなくても、むやみに心配しないでください。あるいは、先週もっと楽にできたことが、明日は少しつらくなっても（おそらくホルモンの変化によるものでしょう。これもまた周期です）。これは正常なことであって、「ぶり返し」と呼ぶには値しないと考えましょう。ただ受け入れて、上向きの波が戻ってくるのをじっと待っていてください。

ぶり返しについてもう一点つけ加えておきます。風邪やインフルエンザにかかっているあいだは、気分が滅入ります。気が滅入るのも、痛みや熱のように風邪やインフルエンザに伴う症状の一部にすぎません。だから何も心配する必要はありません。そのうち消えてしまいます。今のところはあまり行動したくない（ただおとなしくベッドに横になっていたいだけ）という気持ちは、身体を休めて快復を助ける自然のやり方なのです。

何か障害はないか考える

しばらくこのプログラムを実践してみて、それでも外出するのが難しいと思ったら、障害を探すことをお勧めします。障害とは、あなたの進歩を妨げている何か、邪魔をしている何かです。たいていの場合、些細な、簡単に取り除けることです。

あなたの場合、それはなんでしょう？　どうしたら取り除けるでしょう？　考えてみてください。

次のようなことを自分に問いかけてみてください。

私のパニック発作は、もしこれがなかったら得られなかったかもしれない何かを手に入れさせてくれているだろうか（たとえば周囲が私のことをより気にかけてくれるとか）？

パニック発作は、私が本当にしたくないことをしないですむための正当な言い訳、解決策になっているだろうか？

私はパニック発作を、自分の完璧主義的な基準に合った生き方をしていないことの言い訳にしていないだろうか？　「パニック発作さえなかったら、もちろん私はこうなっていた（あるいはこうしていた）だろう」。結局、自分がそれほど完全でも、優れているわけでもないことがわかるかもしれないから、この言い訳を捨ててしまうのがいやなのではないか？

もしこれらの質問に対する答えがイエスなら、こうした必要を満たすための別の方法を見つければ活路は開けます。結局のところ、人と親密さを感じていたい、途方に暮れるような問題の多い状況を避けたい、よくなりたい、進歩したいという根本的な願いは、人間の欲求として無理のないもので、何も恥じることはないのです。でも必要を満たす手段として「病気」を選ぶ必要はありません。こうした欲求を満足させる、もっと健全でいい方法はあります。

いったい本当に治ったのか？

ここまで、パニック発作がどうやって始まるか、否定的な態度や、過剰なストレス、不健康な習慣、糖分の多い食事が組み合わさることで、どのようにしてパニック発作が起こるのかを見てきました。遺伝的要因があることもわかっています。けれども、こうした生活状況を改善すればパニック発作は消えてしまいます。

それではあなたは本当に治ったのでしょうか？　それとも単に発作が抑えられているだけなのでしょうか？　遺伝的要因というのは、つまりまたぶり返すこともあるかもしれないという意味ではないのでしょうか？

そう。もしまた健康をなおざりにすれば、パニック発作はぶり返すかもしれません。もし過剰なストレスを抱え、間違った食事をし、忍耐力の限界を超えて無理をするという、昔の習慣に戻ってしまったら。でも、たとえそういうことになって、パニック発作がぶり返しても、あなたは何をすべきか知っています。もう謎なんかではありません。

次のことを覚えておいてください。この経験を通してあなたが得た知識と力は、決して失われることはありません。一度やったことなら、またやることができます！

治るというのは実際、なにを意味するのでしょうか？　金輪際、怖くなくなるのでしょうか？　いいえ。生きているかぎり、恐怖も、疑念も、不安もあるのです。人生とはまさにそういうものだからです。

ときどきおびえたりすることがあっても、不安で心配になることがあっても、だからどうだというのでしょう？　あなたも人間の一人だということにすぎないのですから！

第四部

体験者たちが語る快復の物語

何年にもわたって、パスグループでカウンセリングを受けた多くの人々が、パニック発作を克服したほかの人たちの話を聞くのがたいへん役に立ったと言っていました。次に紹介する一人称の物語は、パスグループでカウンセリングを受けた人たちが語ってくれたものです。プライバシー保護のために仮名になっていますが、すべて実話です。最後のものはシャーリー自身の話です。これらの苦しみの克服の記録が、あなたに元気を与えてくれることを願っています。

アリスの物語

私はブルックリン生まれです。ブルックリンで育ち学校にも通いました。結婚して数年後にバーモント州に引っ越しました。今から二十年ぐらい前のことです。まもなくパニック発作が始まり、そのせいで多くのことができなくなりました。したいところで買い物ができないし、教会にも行けませんでした。外出できる距離はごくごくかぎられていました。ある時期には郵便ポストにさえ行けなかったのです！私の唯一の願いは、ブルックリンに行って家族を訪問できるくらいまで快復することでした。

パニック発作が始まる前の私は、いつも精力的に動き回っているタイプでした。発作は徐々にやって来ました。まず、一人で外出できなくなりました。それからまったく家を出られなくなり、最後には一人で家にいてもひどく落ち着かなくなりました。夫はみんなに私は病気だと言っていたのですが、本当はどこが悪いのか説明するのはひどく厄介でした。

六年間、個人セラピーを受けましたが成果はありませんでした。そしてついに、毎週セラピストのオフィスで腰掛けて話をするだけのことになんの意味があるのかわからなくなってしまいました。地元の精神衛生相談所に電話したら、私を外に連れ出してくれる人が派遣されてきました。一緒に私が行けるところまで歩いて出かけ、帰ってくるのです。セラピーにくらべると、少し進歩だと感じました。

それから数カ月後、《テレビガイド》をめくっているときに、パスグループの広告を見つけて試してみることにしました。私はプログラムを始め、パスに加わってちょうど四カ月後の一九八三年八月十六日、ブルックリンに行くという願いがついに実現したのです！

バーモントからの旅はすばらしいものでした。車には六人乗っていました。娘とその夫（彼が運転していました）、彼らの三人の子どもたち、それに私です。風景も、ドライブも、すべてを楽しんでいる自分に気づきました。長旅だったので、高速道路沿いで何回か停まって食事をしました。私はカウンセラーに言われたことを思い出し、一度に全行程を見ようとはせず、「よちよち歩き」くらいの短い行程に分けて考えました。当然、私は興奮していました（だれだってそうでしょう？）が、それを神経質になっているとはとらえませんでした。ただ、心地よい興奮とすばらしい期待を感じているだけだと考えたのです。なんと言っても、私の生涯の夢が実現しようとしているのです！

ようやく空を背景にそびえるニューヨークのビル群が見えたとき、どんな気持ちがしたか想像できますか？（最後に見たのは一九六二年でした！）。ブルックリンを通りすぎ、私の兄弟が住んでいるスターテン島に向かいました。ベラザーノ橋を渡るのは何よりも感激でした。以前、その橋の基部になった公園の近くに住んでいたからです。あたりは本当に変わっていました！　それに兄弟の家で受けた歓迎といったら！　「お帰りなさい、アリスおばさん」と書いた大きな垂れ幕がかかっていました。でも、実際に私が車から降り立つまで、親戚は私が本当に旅をしてきたなんて信じられなかったんですよ！

その冬、バーモントに帰ってからはほとんど雪でした。でも私にはニューヨーク旅行での温かい思い出がいっぱいありました。それ以来、ほかにもたくさん旅行を（ブルックリンを再訪したのも含めて）

していますが、でもあの旅は私の人生のハイライトの一つとして、ずっと光っているでしょうね。

もう私の「恐怖症」については考えることはありません。どこかへ行くときは、ただ、いいことを考えます。新しいことを試してみるべきです。そうしなければ、多くのものを逃してしまいます。それに試してみなければ、決して自分にもできるのだとわからないでしょう。

私が学んだのは、私にはできるということです。人生はもう怖くありません。

ボブの物語

ぼくは十八歳で、家は農場でした。ぼくがパスグループに加わったのは、家を出ることがゾッとするほど怖かったからです。問題にどう対処するかを教えてもらって、心の平和がほしかったんです。

パニック発作は次のように始まりました。いとこと一緒にすぐ近くの町へ出かけました。お店に立ち寄った帰り道に、どこからともなく（本当に怖かったのはそのことなんです！）あのとんでもないパニック発作が襲ってきたんです。でも、すぐに家に帰れませんでした。いとこが運転していたのですが、何回か車を停めてもらわなければなりませんでした。本当にガタガタ震えがきて、何もかもが怖かったんです。そんなことは生まれて初めてだったからです。自分がどうなってしまったのかわかりませんでした。気が狂うんじゃないか、死んでしまうんじゃないか、そんなふうに思いました！

そのときから、ぼくは社会から脱落しはじめました。あれが始まりで、しだいに家に閉じこもるようになっていきました。時がたてばたつほど、家から出られなくなりました。その時点では、まだ本当の意味で学校から脱落してはいませんでした。学校に行こうとしたんですが、行くとすぐにパニックになって家に走って帰りました。帰っていいか許可も求めず、車に乗って帰ったんです。校長はぼくが問題を抱えているのを知っていて、とてもよくしてくれました。そのころ、ぼくは臨床心理士のところへ行くようになっていて、彼女が校長にぼくのことを話して助けてくれたんです。でも、がんばって戦おうとすればするほど（というのも適切な方法を知らなかったので）、どんどんひどくなっていきました。

　その夏は、ぼくにとって生き地獄でした。パニック発作は前の年の十一月に始まったのですが、十二月になるまでパスグループのことは知りませんでした。二度目のパニック発作は、友だちと飲んでいたときに起こりました。それ以来アルコールには手を出していません。初めのころは、それほどひどくありませんでした。徐々にひどくなっていったんです。少しずつ坂道を下りはじめたんです。ぼくの車がダメになって、両親の車を使うよりほかに交通手段がありませんでした。父がとってもよくしてくれて、車を使わせてくれたんです。でも、まさに次から次へとうまくいかなくなっていくようでした。事態はひどくなる一方で、最低最悪の状態になってしまいました。それから少しずつ立ちなおっていったのです。でも、そのころはまだ、あとになってパスが教えてくれたような情報もなく、本当に立ちなおるための知識も持っていませんでした。あの夏を持ちこたえられると思っていなかったのを覚えています。ぼくはもうすぐ死ぬか、気が狂うかだろうと思っていたし、自殺さえ考えたんですから！

　自分が何を知っているかをわかっている今では、本当にあのときのことを振り返って笑えますよ！　でも、今ちょうどあの最初の段階を経験している人に、そんなことは言えません。だって、彼らは本当におびえているのですから。それでも、ぼくは言いたいのです。いったんきちんと理解すれば、まったく新しい世界が開けるって！

　ぼくが以前、何を食べていたと思いますか？　甘いものや、キャンディバーを大量に食べていたし、塩分たっぷりのポテトチップスとか、フライドポテトとか、そんなものです。快復プログラムを始めるときに、ぼくはとてもいい食生活をしているとカウンセラーに言ったのを思い出しますよ！　そう信じていたんです。だって、ほかにも肉やジャガイモをたっぷり食べていましたから。うちの農場では、ずっと肉牛を飼っていましたし、ぼくは肉とジャガイモという食事で育ってきたのです。でも今は、一日五、六回、ちょっとずつ食べるようにして、食事に気をつけています。本当にとてもいい食生活をしています。それにたくさん運動をしていて、今や絶好調ですよ。こんなに体調がいいのは初めてです！

振り返ってみると、ぼくは本当にすごく進歩したと思います。先週は母と一緒に車で、ここから四十マイルほど離れた小さな町に母の友だちを訪ねて、さらにそこから十マイルほど先の別の町に行きました。それからキャピタル・シティ・モールにも行きました。でもそれだけではありません。ここから二、三十マイル先の別の町にも行って、買い物して回ったのです。そこにはショッピングセンターが二つあるんです。政府の放出物資店に行って、ステキなレストランでランチを食べました。帰りにガソリンスタンドに寄りました。そこにはぼくが車を買うのを手伝ってくれた人がいるのですが、ぼくを見て驚いていましたよ。友だちのトレーラーハウスにも寄りました。彼もぼくを見て驚いていました。

ぼくが今使っている方法がなんだかわかりますか？　ただその場に座って、リラックスしてそのまま身を任せるんです。そしてただ、いいことやなんかを考えるんです。たとえば、ぼくはなんてしあわせなんだ、人生はなんてすばらしいんだ、とかそんなことです。いいことに関心を向けるのです。

プログラムを始めたばかりの人へのアドバイスですか？　「決してあきらめるな！」って言いたいですね。だって、ぼくは真剣に自殺を考えて、本当に絶望的に思えた時期があるのです。ある時点では、残りの一生を家で過ごすつもりでいたのですよ！　でも、そんなことは決してできないとわかっていました。だからあなたも、決してあきらめないで！

ブレンダの物語

パニック発作が始まったのは、ハイスクールを卒業する一カ月ほど前です。ボーイフレンドと別れたばかりで、大きなストレスを抱えていました。健康のことなんか気にもせず、ちゃんとした食事をしていませんでした。ただ自分がハイスクールを、安全な場所を卒業して社会に出ていくのだということだけわかっていて、それが多少とも自分の個人的な悩みと一緒になって、パニック発作が始まったのです。

ひどい状態でした。いつも非現実的な気分がして、ずっとその感覚が続いていました。いつも思ったものです。今日はパニック発作を起こすだろうかって。家からあまり遠くに出かけたくありませんでした。気が狂うのではないかと心配でした。四六時中、考えてばかり、自分の内側を見てばかりいました。いちばん怖かったのは非現実感でした。

心配のもとにあるのは、自分に何が起こっているのかわからないということだと思います。だから心の奥底で、何か恐ろしいことが起ころうとしていると考えるのです。医者に、あなたは完全に健康体だと言われても、なんの助けにもなりませんでした。何が起こっているのかだれも説明してくれなかったのです。いつも思っていました。「私はいったいどうしたというの？　私はなんでこうなの？」。心配は少しもなくなりませんでした。一度先生にこう言ったのを覚えています。「現実にここにいるような感じがしないんです」。すると言われました。「なるほど、ここにいないとすると、君はいったいどこにいるんだい、ブレンダ？」。そのときは、身体がストレスに対してどう働くのか知らなかったのです。ただ、それだけのことです。貧弱な食生活をしているなら、それも大いに関係あると思います。生化学的な乱れが非現実感を生み出します。それに「自己観察」が加わると、当然、それがいっそうひどくなります。そして本当に問題が起きてしまうんです！
ハイスクールを出たあと就職して、ある会社で二年半働きました。それからボーイフレンド（前に別れた彼です）と、またデートするようになりました。彼のことはずっと昔から知っていました。子どものときに恋人同士だったのです。もう一度つき合ってほしいと言われ、ＯＫし、私たちは結婚しました。

半年後、私は仕事をやめました。朝、早起きしてバスに乗らなければならないとか、そんなことがあって、私の手に余ったのです。地下鉄でパニック発作が起こるようになってからは、バス通勤していました。パニック発作のことがいつも頭にあって、レストランには入れませんでした。料理が運ばれてくるのを待っているあいだにパニック発作を起こすのです。まもなく、買い物にも行けなくなりました。レストラン以外の店でもパニック発作を起こしてしまい、中に入れなくなったのです。パニック発作のせいでほかの場所、たとえば映画館にも行けなくなってしまいました。パニック発作が起きそうなところはいろんな場所にまで広がって、まさに私を縛りつけてしまったんです。

この快復プログラムを始める前は、セラピーに通っていました。一年以上、臨床心理士のところへ通っていたのですが、うまくいきませんでした。彼がしたのは、だいたい二十分ぐらい私を催眠状態にすることでした。それはとてもよかったんです。役に立ったのはそれ、つまりリラクゼーションだけでした。でも今はパスプログラムを使って、自分自身のリラックス法を、自分のテクニックを伸ばしました。でも、基本的にあの時点（臨床心理士にかかっていたとき）は、快復していませんでしたし、セラピーはなんの成果もないように思えました。事態が本当に収まるべきところに収まったのは、このプログラムを始めてからでした。食習慣を変えて、心の持ち方も変え、リラクゼーションと運動をしました。すべてが組み合わさったことがいちばん大事なことで、それが私を助けてくれたのです。

最初は、すべてを生活にとり入れるのはたいへんでした。でも、もうあんなふうに生きていくことはできなかったから、決心したのです。私は絶えずのしかかっている恐怖にうまく対処することができませんでした。でも、プログラムに話を戻すと、私はやらなければならないと、やりつづければそれだけよくなるとわかっていました。私は車を一時間運転するのがいやでした。そこでパスの本とテープ（これが当時の私の「安全対策」でした）を持ち歩くようになりました。それは、プログラムを始めてから、そう、だいたい二カ月ぐらいたってからのことです。前には私の食生活はひどく貧弱でした。食べてはいけないものをたくさん食べ、糖分も大量にとっていました。緑色野菜は食べず、タンパク質も充分ではありませんでした。食べるべきものは何ひとつ食べていなかったのです。

快復は徐々に訪れました。本当に、すべてを組み合わせたのがよかったのだと思います。今では、七つのステップすべてが一緒になってどう機能するのかわかります。それぞれ作用が違うからです。身体や心、神経系などがどう働くのかを知っているだけで、自分に何が起こっているかよく理解できるようになります。食べるべきものを知っていると、ストレスが少し減ります。ある種のビタミンをとると、かなりのストレスが取り除けます。こうして組み合わさったすべてが不安を軽減してくれます。

以前とくらべて今の生活がどんなに変わったことか！　振り返ると驚くばかりです！　家を出ることができて、「もしもの場合」をまったく心配しないでいられるんです。昔のように絶えず緊張しっぱなしではなくなったし、とにかく家を出て店に行けるのです。すばらしいわ！　思い出してみると、前は、外出しなくてすむように山ほど言い訳をでっち上げていました。出かけても、ある地点まで行くだけでした。それに、朝の十時半か十一時にならないと家を出られなかったのです。今では八時でも九時でも家を出られます。そんなことは問題じゃないんです。あの時間制限はもうありません。どこへでも行きますし、どこへでも車を運転していけます。

以前は、制約だらけで、できないことがたくさんありました。今ではレストランにも出入りしています！（サラダバーがあるところだけですが）。公共交通機関も使いますし、買い物にもいきます。実際、今では買い物が大好きなんです。たいてい一人か、女友だちと一緒に行きます。友だちを車に乗せて、店から店へと回るのは最高の気分ですよ。車に乗るときは必ず食べ物を持っていきます。桃、ヨーグルト、小さな容器に入れたメロンのスライス、チーズ、全粒粉のクラッカー、スープ、そんなところです（ときどき、二週間のサファリに出かけられるわ！　って思うことがあります）。それを道々、少しずつ食べます。そうそう、こうして頻繁に食べていても、太らないばかりか三キロ近く減ったんです！

ちょうど今、息子が芝居に出ることになっていて、週に三回、稽古にいくのですが、私が送迎をしています。夫に任せてもいいのですが、でもさっき言ったように、最高の気分になるので、自分でやっています。今年の忙しさを本当に楽しんでいます。でも、きちんと食べて、運動をする時間はつくっていますし、そして、信じられないでしょうけれど、合間にリラックスしているんですよ。

今ではきちんと状況を理解できるようになりましたし、ちがった見方をするようになりました。たとえば、昨晩はあまり眠れませんでした。たった四時間の睡眠です。少し頭痛がして（理由はわかっています）、胃が少々むかむかしました。不安はありましたが、全粒粉パンのトーストに卵を載せて食べて、紅茶も一杯飲みました。プログラムを始める前だったら、トーストと紅茶だけにしていたでしょうね。でも今では、身体がほしがっているものがわかっています。前なら頭がフワッと浮く感じがしても、何が原因だかわかりませんでした。今では食生活や胃の調子が悪くて何も食べなかったことと大いに関係があったのだとわかっています。今は好調です。まったく問題ありません。

別の例を挙げましょう。先日、ドライブに出かけて道に迷ったのですが、昔だったら起こしていたはずのパニックを起こしませんでした。本当です。実際、気分はよかったし、安心していました。ただこう言い聞かせただけです。「私にはできるわ、帰り道を見つけられる」。心配にはなりませんでした。パニックを起こすのではないかという思いは、今ではとてもぼんやりしたものになっています。ときどき考えることはあっても、昔とは全然ちがいます。

夫はこのことではずっと、大きな支えになってくれました。一緒に笑ったり、泣いたりしました。でも、この厳しい試練が私たちをいっそう近づけてくれました。最近、私はパスグループのカウンセラーになりました。みんなを助けて、そして自分が与えられたものをほかの人々に渡すのを楽しんでいます。

ドンの物語

初めて本格的なパニック発作を起こしたのは……ぼくには決して忘れられないでしょう。あれはある晩、会社を出た後のことでした。通りを歩いていたら、だれかに頭を殴られたような感じがしたんです。それほど突然のことでした。心臓がドキドキしてきて、足がフニャフニャになって、息ができなくなって……症状全部が現れたんです。おかげで何日も不安な状態が続きました。結局、数週間不安に悩まされつづけたあげく、友人に打ち明けました。彼女はたまたまセラピストだったんですが、ぼくを精神科医のところに回しました。そしてぼくは二年間セラピーを受けました。

セラピー自体からは多くのものを得ました。たとえば自分自身について多くを知りました。生活の中でのたくさんの葛藤に心を向けて、解決しなければなりませんでした。しかしパニック発作に関するかぎり、助けにはなりませんでした。パニック発作に対処するために必要な、実際に役立つ知識を与えてはくれなかったのです。ぼくが最も恐れていたのは、車でトンネル内を走っているときに立ち往生してしまうことでした。ある日、実際にそうなって、息が止まってしまうかと思いました。夜間のことで、暗くて、車から降りて走り出したくなりました。完全なパニックだったのです！

パスグループに参加してようやく、本当によくなっていると感じるようになりました。カウンセラーが教えてくれたのは、基本的、具体的、常識的な知識です。何かを解決するために、父や母をあれこれ厳しく批判する必要はありませんでした。最初にぼくが母や子ども時代のことについて話しはじめたとき、カウンセラーにさえぎられてびっくりしたのを覚えています。だって、そのことを話すべきだと思っていたのですから。当時、ぼくが受けていたセラピーでは、それが基本的なやり方でした。

一年以上前に禁煙しました。やりたかったんですが、ようやくやってのけたんですよ。とてもよくなったように思います！　二度とたばこは吸わないでしょうね。前はやせすぎだったのですが、体重も増えたし運動もして体を鍛えています。本当にいい気分だし、前よりずっと格好よく見えますよ。

パニック発作の経験から、ぼくは大事なことを二つ学びました。一つは不屈の努力です。あくまでもがんばるべきです。そして二つ目は忍耐です。この経験から学んだことで、心に残っているのはこの二つです。ぼくの対処法の一部になりました。最近、ビジネスを始めたのですが、失敗してしまいました。そのことで少し損をしてしまいました。でもぼくは若い。今、三十代です。それにこの経験から多くを学び、自分の犯した過ちにいくつか気づきました。だからもう少ししたら、またやってみるつもりです。今では簡単にあきらめなくなりました。いつかは成功するとわかっています。

パニック発作に苦しんでいる人へぼくからのメッセージです。あなたは絶対に乗り越えられるし、立ち直ることができます。キーワードは「受け入れること」だと思います。ありのままを受け入れたときから、ぼくにとってはすべてがいい方向に変わりました。これもまた逆説的ですよね？　でもそれは、自分からプレッシャーを取り去るからだと思います。これでいいのだと思ったとたんに、自分を解放することになるのです。「違ったふうになりたい」とか「こんなふうに感じたくない」ではなく、「これが私の感じ方だ、この事実を受け入れよう」と思うのです。そうすると、とても大きな重荷を肩から下ろせます。なぜなら、無理やり自分を変える必要はないからです。変化は自然に起こります。

それには時間がかかります。ぼくも徐々に快復しました。それで忍耐強くがんばることを学んだのです。自分からあきらめてはいけません。

エレインの物語

私の話は五年前に始まります。車の中でした。妹と一緒に買い物に出かけて慌ただしい一日を過ごし、家に帰ろうとすると、道路がいつもの道路ではないように見えたのです。今どこにいるのか確信が持てませんでした。何回か道を曲がったあと（私が運転していました）、突然パニック発作に襲われました！　車を道路脇に寄せてパトカーを止めて助けてもらい、近くの病院の救急治療室に運ばれました。

そのときまで、過呼吸という言葉はまったく知りませんでした。この言葉がどれほど軽い気持ちで口にされているかは知っています。でも、私の経験したのは、全身が完全に硬直してしまったと言っていいほどのものでした。ショッピングセンターでまた同じようなことが起こって、またもや救急治療室に運ばれたあと、耳に異常がないか、さらに詳しい検査を受けました。検査の結果、耳に問題がないとわかると、臨床心理士のところに行くように言われました。二、三カ月、彼とがんばりました。いくぶんは助けになったものの、以前のいわゆる正常な状態に戻るほどではありませんでした。

自分で経験したことがなければ、だれにとっても私を襲ったあの感覚を実際に説明するのはとても難しいでしょう。なんの前触れもなく（と言うか、そう思えたのですが）、完全なパニック感覚が起こってくるのです。思いきって一人で外に踏み出すのは不可能でした。出かけるときは必ず夫と一緒に行くようになりました。夫と一緒にいるときは「無事」だったからです。食料品店へ行くのさえ、へとへとになってしまうような冒険でした。店内の通路を一つ一つのぞきながら、だれもいませんようにと願っていたものです。立ち止まって話をする必要がないようにです。レジの行列は一マイルも続いているかのように目の前に立ちはだかり、足が私を支えるのをいやがっているみたいな感じがしました。

教会では、会衆席に座って、案内係がロープで後部席との仕切りをするのを見るだけでも、耐えられませんでした。ある日の礼拝では、立ち上がって出ていかなければなりませんでした。人込みの騒音が三倍にもなって聞こえてくるのです。人々のざわめきがまったく耐えられないこともありました。

でも、いちばんの問題は、一人で車を運転することでした。交差点で停まって、パニック場面が頭の中を通りすぎるのを待つのに、ありったけの忍耐力を奮い起こしてもまだ足りないように思えました。じっと信号が変わるのを待って、周囲で何が起こっているのか理解しようとしていたのを、いまだにはっきり覚えています（あの信号ときたら、一日じゅう赤のままのように思えたものです！）。いつも足と身体の筋肉がひどく緊張していて、今考えると、どうして自力で歩けたのかと思うくらいです！　本当はいったいどうなっているのか、まったくわからないことが恐ろしかったのです。人にあの感じを話す気にはなれませんでした。私の頭の中で何が起きているかなんて、だれに理解できたでしょう？

夫が新聞でパスグループについての記事を読んで、私に見せてくれたので案内を取り寄せました。それでようやく快復に向かいはじめたのです。私のカウンセラー、ジェイの助けと理解がなかったら、今ごろどうなっていたかわかりません！　土曜日になると電話相談をしていたのですが、いつもそれが楽しみでした。全身を耳にして、彼女のひと言ひと言に真剣に聞き入っていました。全面的に彼女を信頼し、言われたことをそのまま実行しました。彼女がよくなったのなら、私だってよくなるだろうと思いました。自分に起きていることを正確に学び、すべての事態をまとめはじめました。

生活の中でのおもな変化は、リラクゼーションを覚え、なんでも完璧にという生き方を変え、ペースダウンして人生を充分楽しむことを学んだということです。最大限にリラックスできるようになるためのコツは欠かさずやり続けることです。私はほとんど毎日テープを聞きながらリラクゼーションを続けているので、今では、合図とともに身体が完全にリラックスできるようになっています。糖分は果物などに含まれるもの以外は、とっていません。おかげで血糖値が「安定」して、気分もずっと落ち着いています。あっさりした、昔ながらの質のよい食べ物（果物、野菜、魚、鶏肉、ヨーグルト、それにときどき赤肉《レッドミート》すこし）を食べています。全粒粉のパンとクラッカーは、私の基本食品になっています。身体がカフェインに耐えられないとわかってからは、排除しました。この食生活を何カ月も続けるうちに、体重が落ち、とても強く丈夫になったように思います。体重が減ったのはおまけです。

フランクの物語

ぼくはフリーライターで、それに作曲もしています。仕事に関するかぎり、生活はストレスと緊張に満ちています。性格タイプ別行動パターンで言う、A型人間（競争意識が旺盛で、完全主義、短気、性急という性格を持つ行動型の人。アメリカの循環器系学者フリードマンとローゼンマンにより提唱された）というのを聞いたことがありますか？　そう、ぼくはそのA型人間なんです。

このプログラムを始める前のぼくの生活は、耐えがたいものでした。絶え間ない緊張と不安状態が長く続いていたのです。まさに生き地獄でした。あと一歩で隔離収容が必要という状態でした。絶えず恐怖にさらされ、本当に神経衰弱になったと思っていました！　夜は眠れず、パニック発作のせいで、社会的なことであれ仕事上であれ、何かにかかわるのは困難でした。新しい症状が出るたびにおびえたものです。特に胸と頭の症状です。ひどい症状に振り回されて、人生の目標さえかき消されていました。行動や食事について、意識しすぎていました。ストレスをふやしたり、あの発作の原因になりかねないことを考えるのについても、そうでした。発作を常に警戒していたのです。症状を抑える方法を必死で探し、肉体的あるいは医学的に見てまったく正常だと、絶えず安心させてもらっていなければなりませんでした。それでも、また充実した人生を送れるようになりたい、人生を楽しみたい、いつも警戒ばかりしていないで目標を追いかけたいと心から望んでいました。ある日、ガールフレンドがファミリーサークル誌に出ていたパスグループの記事を見せてくれたので、このプログラムに参加したのです。

ぼくはニューヨークに住んでいるのですが、最近、カリフォルニアを旅行したのがいちばん輝かしい出来事であり、ぼくの努力の総決算です。かなり大胆なことをしたと思われるかもしれませんが、でもぼくの「秘訣」は、それを何か大胆な行為と見なすのをやめることだったのです！　何かを障害とか一大事だと見なす習慣を断ち切るのが肝心です。たとえば、ある日、ニュージャージーまでバスで行かなければならなくなったのですが、それが四六時中家でブラブラして、自分は「病気」だからどこにも行けないと考える悪い習慣に陥って以来、ある種初めての大きな壁でした。とにかく、ぼくはニュージャージーに行かなければならなかったのですが、そのあいだは本当にリラックスして、平穏な時間を過ごしました。長時間地下鉄に乗ったあと、さらに長時間バスに乗る必要があったので、自分で作った曲を持っていって聞いていました。いったんニュージャージーに通じる橋にさしかかってしまうと、すごいと思いました。これがうまくできたら、カリフォルニアにも行けると悟りました。その時点から、カリフォルニア行きを思うたびに、こう考えるようになりました。「ニューヨークにいようが、モンタナにいようが、火星にいようが、ぼくの体調も健康状態も変わらないんだ！」。そしてそれを思い出し、受け入れ、信じたら、遠く離れたところへ行くだけで何か「身体的な」問題が起こるなんて考えるのは、まるで根拠のないことだと気づきました。理屈の上ではかなり早くに気づいたのですが、もちろんそれを応用実行するのには少しかかりました。

旅については多くの「予期不安」がありました。でも、いったん飛行機に乗ると、もう大丈夫でした。プログラムとウィークス博士の本を通じて蓄えた「道具」を全部使いました。不安になったり緊張したりするたびに使ったのです。ぼくは窓際に座って離陸のようすを見ていました。それにカリフォルニアからの帰途では、ちょうど雲の上に太陽が昇ってくるところを飛んでいたのです。座って、窓の外を見て、雲と空が明るくなり美しいブルーの色合いを帯びてくるのを眺めていると、ワクワクして、本当にすばらしかった！

飛行機が雲を抜けるのに、少しだけ急降下しなければならない地点があり、少しのあいだ胃がムカムカしました。そのとき最初にやったのはQRです。二、三回深い腹式呼吸をして、身体をリラックスさせるのにいいことをすべてやるのだと、自分に言い聞かせただけです。だいたい数秒で、本当に元気になりました。こうして不安に対処するという点では、何もかもうまくいきました。

あのカリフォルニア旅行では、もうひとつ貴重なものを得ました。それは旅でのすばらしい体験を、今も思い出せることです。広場恐怖症の問題を抱えている人はみんな、ちょっとした旅に取り組むのを楽しみにするべきです。それを視覚化の訓練に役立てることができますから。ぼくが海岸に行ったときや、飛行機で上空にいて雲を眺めていたときのように。いわば心の「写真」です。そういう状況を楽しんだだけでなく、さらにそれを今リラクゼーションテープと一緒に使っているんです。楽しかったことを思い出したり、再体験したりすると、即座に身体が反応するだけでなく、それが刺激になって、外に出てまたやってみよう、もっとやってみようという気にさせてくれる点でも、ためになります。

ぼくにはまだいっぱいストレスがあります。常に締め切りに間に合わせないといけないとか、そんなことです。でも、もうそれでパニック状態になることはありません。そういう時期は、ひたすら自分自身に寛容であるべきだと考えています。仕事に対して、以前とはちがう取り組み方をするようになった今は、定期的に運動するための時間を取っています。緊張が高まる前にです。どんな日でも、軽いストレッチや柔軟体操をしたり、ラジオの音楽に合わせてしばらく、ゆるやかに踊ったりするんです（何をするかはそのときの気分しだいです）。もっと激しい運動をすることもあります。たとえば二日前は、力があり余っていたので、バスケットボールをしました。しばらく熱中していましたが、すばらしい気分でしたよ。定期的に運動をするようになった今は、非常に体調がよくなりました。カリフォルニアにいるあいだは、友人たちとテニスをしたのですが、コートでは相変わらずの腕でした。今は本当に引き締まった体になりました。とは言っても平均体重を超えたことは一度もありませんが。このあいだカリフォルニアにいたときよりも、ずっと体型がよくなっているのに気づいたのです。

パスプログラムに参加したときには、すでに薬物療法を受けていたのですが、相変わらず四六時中パニック発作を起こしていました！　パスプログラムを始めてからは薬の量を減らしています。実際、カリフォルニア旅行中は、さらに減らしたんですよ。それなのに、もうかなりのあいだパニックらしきものは全然起こしていません。本当に、あらゆる状況に実にうまく対処していると思います。ただ、正しい食生活と、運動と、心の持ち方を変えること、それに、どんな症状であれ起きたらすぐに対処していくことでうまくいきます。ガールフレンドはほかのだれよりも早く、ぼくの変化に気づきました。ぼくの状態が「ピーク」だったときに一緒に暮らしていたものですから。ある日、カリフォルニアにいたときですが、彼女はほかの二人の友だちと話をしていて、顔を輝かせながらこう言いました。「ああ、彼が変わったのを見るのは、本当にうれしいわ。今ではレストランに入って、食事もできるのよ！　夜になったらテレビを消して寝ることだってできるの」。以前は、睡眠に著しい問題を抱えていたのです。不眠症というのはまったく耐えがたいものでした。

ぼくは、このプログラム全体を強く支持します。その効力を自分で体験してきたのですから！

グロリアの物語

私がパニック発作を起こすようになったのは一九六九年のこと、感情面でとてもストレスに満ちた時期を経験した後でした。そのときの医者が精神安定剤を処方したので、五年間服用しました。別の医者にかかるようになると、かわりに必要なときだけ服用するようにと別の薬を処方されました。そのころはほとんど外出しませんでした。人込みに出かけると必ず胸がドキドキして体に震えが来たからです。

一九八四年十一月に、パスグループに参加しました。翌年の三月に息子が結婚することになっていて、まさに悪夢を見ているような気持ちでした。どうやって結婚式にいったらいいんだろう？　パニックを起こしたらどうしよう？　絶望的な気持ちで、その日を無事に切り抜けるための計画を探し求めました。薬を飲むことで消耗するのはいやでした。もちろん最終目標は、パニックを起こさず恐怖を感じることなく、理性を保ったまま自信をもって、自分ひとりでどこへでも出かけられるようになることでした。

プログラムを始めてすぐに、私の生活スタイルは必然的に変わり始めました。結婚式までに四、五キロやせようと、一日一回の軽い食事と飲み物だけにしていたのをやめて、パスグループが勧める食事に切り替えました。十一月の終わりには定期的に運動をしはじめました。食生活に気をつけ、リラクゼーションもするように注意を払いました。私が通っていたエクササイズのクラスには大勢の人が来ていましたが、以前は人込みに行くと起こしていたパニックが起こらなかったのは、うれしい驚きでした。

十二月までには、ずっとよくなっていました。夫も変化に気がついて、私が前よりずっと落ち着いてきたと言ってくれました。クリスマスまでには、人生に大きな方向転換が起ころうとしているという、とても楽観的な気持ちがし始めていました。ストレスは多少あったのですが――家庭内の問題がいくつかありました――ものごとに対する見方が本当に変わってきたことに気がつきました。私の心の持ち方も違ってきていました。成り行きにまかせるようになり、前のように落ち込んだりしなくなりました。ストレスに影響されることが少なくなって、うまく対処できるようになったのです。夫が所属する支部の婦人会に、前よりももっとかかわるようになりました。

一月になると、三月に行われる結婚式の準備を始めました。私はカウンセラーに、結婚式のことが心配だと話しましたが、彼女はすべてうまくいくからと励ましてくれました。私は毎日、リラクゼーションをきちんと行いました。電話がよくかかってくるので、リラクゼーションをするための三十分のあいだ、受話器をはずしておきました。一月の半ばに突然体調が悪くなりました。精神的なものだと思ったのですが、診察してもらうと医者は腸のウィルスだと言います。でも、気にしないことにしようと決めると、自然と治ってしまいました。私が使ったのは「心配タイム」作戦です。結婚式やそのほかのことが心配になると、何時間か先延ばしにしておいて、一度に全部まとめて心配するのです。これは役に立ちました。おかげで日中はずっとリラックスできるようになったのです。

結婚式の前にもうひとつ目標がありました。ブルーミングデール百貨店へ買い物に行けるようになることです。ある日、息子のお嫁さんになる人と出かけたのですが、店に入っても以前のような閉じ込められた感じがしないことに驚きました。少し不安感はありましたが、しばらくすると消えました。どうすればいいか私にはわかっていましたから。

ウェディングシャワー（花嫁を紹介するパーティー）は自宅で行いました。その数日前、不安になった私はパスグループのカウンセラーに電話をしました。彼女は私をはげましてくれ、不安になるのはごくふつうのことだといいました。彼女のアドバイスはこうでした。料理をしたりケーキを焼いたりするのを前日に――そして掃除はもっと前に――すませておけば、パーティー当日はすべてうまくいって心配事に悩まされずにすみますよ。そう、パーティーは文句なしにうまくいきました。すばらしい日でした。パーティーがうまくいったことで、結婚式に臨む勇気がわいてきました。パーティーと同じように、結婚式のことを心配する必要はありません。すべてがすばらしい結果になるのですから。

好天に恵まれ、新婦も美しく装いました。私はベージュのロングドレスを着ました。ドレスはとてもよく似合っていたので、プロの人にメークをしてもらうとまるで映画スターになったように感じました。気持ちが昂ぶっていたものの、それは幸せな興奮でした。式には三〇〇人ほどが参列しました。式場に入っていって人々に紹介されたときは、とても晴れがましい気持ちになりました。素晴らしい時間でした。その夜は信じられないほど早く過ぎていき、すべてが終わったときには午前二時になっていました。

パスプログラムは私にとって大きな助けになり、多くを教えてくれました。今になるとそれがよくわかります。私は何がパニック発作を引き起こすのかわかっているし、適切な行動をとればパニック発作を避けられることも知っています。今はもう一人でいろいろなところへ行けます。家の近所にある大きなショッピングモールにもよく行きます（近いので、よく歩いて行きます）。以前は行かなければならないとなると、すべてをさっさとすませていました。でも今では行くのを楽しんでいます。時間をかけてあたりを眺めて楽しみます。今では、出かける時はいつも、「こうなったらどうしよう、ああなったらどうしよう」と考えないようにしています。行くべきところに出かけていくだけです。

ヘレンの物語

ある年のお正月に、私はパニック発作を起こしました。でも、それが何なのかわかりませんでした。大晦日に遅くまで起きていて疲れたせいだと思ったので、気が動転したりはしませんでした（あとになって、私の直感が正しかったとわかりました）。二度目のパニック発作は、二カ月後、夫と車の展示会に行ったときに起こりました。見て回っているときに、あの「奇妙な感じ」が始まったのです。気絶する、と思いました。そんな感じがしたのです。そして、車の排気ガスを吸ったからだと思いました（このときもまた、おそらく私の直感は正しかったのです）。とにかく家に帰り、すこし休むとよくなりました。五月になって、ある事故に遭い頭を打ったのです。その二日後、学校で子どもたちといっしょに——私は教師をしています——劇を見ていました。劇の途中でまたあの「奇妙な感じ」がしたので、気絶すると思いました。ひどくふらついて、神経質になり、目まいがしました。私はその部屋から出ようとしました。外の空気を吸いたかったのです。一人の先生が私を見て、「すぐにお医者さんに行って、どこが悪いのか見てもらったほうがいいわ」と言いました。彼女は私が頭を打ったことを知っていたので、重症かもしれないと心配していました。

私は代わりの先生にクラスをまかせて医者に行きました。医者に行こうと車を走らせているときに、これまでになくひどい発作に襲われました。運転できないほどひどく、途中で気絶して事故を起こすのではないかと怖くなりました。医者に行くのさえ不安になってきました。何を言われるのだろうと思ったからです。そういった恐怖が自分の中で積み上がっていき、すべてが悪化していきました。

発作がおさまり、数カ月後、またパニック発作が起こったのです。そして一週間に二、三回、時には一日に二、三回、も、発作が起こるようになりました。何かがおかしいと気づいて、また医者に行きました。医者は詳しく検査をして、X線検査では異常がなかったので、医者は私の身体に問題はないと言いました。で査をして、効き目のおだやかなザナックス（抗不安薬アルプラゾラムの商品名。日本での商品名はコンスタン、ソラナックスなど）を処方しました。私の生活の中で、ストレスの原因となり発作を引き起こしているものを見つけようとしましたが、見つかりませんでした。それは、私自身まだ気がついていない何かかもしれないと医者は考えました。

最初、私は薬を正しく飲んでいませんでした。必要ないと思ったからです。薬に頼るようになってしまった人の恐ろしい話をよく聞きますから。それで、パニック発作は繰り返し起こり、ついに私はつづけて薬を飲むようになりました。でも自己流で飲んでいたので、発作はまた忍び寄ってきました。

この間、私の母は事のなりゆきをずっと見ていて、ある医師が書いたパスグループについての記事を見つけました。私はその記事をとっておきましたが、電話はかけませんでした。まだ待っていたのです。それからまた学校が始まろうとしていましたが、私には教壇に立てるようになる手立てが見つかりませんでした。パニック発作はますます頻繁に起こり、薬はほとんど効かなくなっていました。そうなってはじめて、私はパスグループに電話をし、プログラムを始めたのです。

パスプログラムを始めてすぐ気に入ったのは、常識をふまえたその方法と、一対一のカウンセリングでした。それに、それぞれのステップもすぐに始められます。食生活のステップはとても助けになりました。私はすぐに、三時間ごとに何か食べるようにして、食べる物にも気をつけるようになりました。実際、違いが現れました。プログラムを始める前から、私はある程度運動をしていました。でも、身体を動かすことがどれだけ大切かを理解すると、続くようになりました。リラクゼーションテープも役に立ちました。テープを聞くようになるまで、自分がどれだけ緊張しているのか知りませんでしたが、そのうち、一日でどれだけの緊張をため込んでいるかがわかるようになりました。

信じてもらえるかどうかわかりませんが、私にとって最大の難関はヘアカットに行くことでした。二年ほどある美容師さんのところへ行っていますが、一度ひどいパニック発作を起こしたので、そこに行くたびに思い出すのです。だからヘアカットに行くのが楽ではありません。カウンセラーは、リラクゼーションテープを聞いてすぐ、美容院に行ってリラックスした状態で全部すませるところを想像してみればいい、と勧めてくれました。そこで、予約を入れた日までの四日間はそのとおりにしてみました。私がパスプログラムを始めたのは、ちょうどヘアカットが本当に恐ろしくなってきたころでした。ヘアカットに行く前は不安感がありましたが、それだけでした。そういうことです。「奇妙な感じ」はありませんでした。美容院から出たところでカウンセラーに電話をして、こう叫びました。「やった！　信じられないけど、やったわよ！」。私はひどく興奮してわくわくしていました。それからは、美容院にパーマをかけに行って三時間も過ごしたりしました。それもうまくいきました。「視覚化」（九七〜九八ページ参照）はとても役に立つ方法だとわかりました。つまりは舞台稽古のようなものです。

今になってパニック障害という経験を振り返ってみると、最大の問題は、私があの気味の悪い感じを大げさに考えていたことだとわかります。でも一方で、それが何なのかわからなかったにしろ、元気になるんだとわかっていました。もしもはじめから、本当にどこか具合が悪いのかと心配するかわりに、リラックスしていれば、そんなに大きな問題にはならなかったでしょう。

ジェイソンの物語

最初のパニック発作の記憶は一九七五年までさかのぼります。数週間のあいだに二度三度と、地下鉄内で発作を起こしました。それからしばらくして、シャワーを浴びたあとで意識がなくなりました。幸い、目まいがして頭が軽くなる感じがしはじめたとき、シャワーから急いで出ることができました。でも体を拭きはじめるまでに「気絶」していました。そのときから、どういうわけか、あらゆる肉体感覚がとても鋭くなったんです。それに自分がひどく緊張していることに気づきました。それからまもなく、またパニック発作を起こしました。その時点で、ぼくは本当に心配になりました。すごく厳しいダイエットをしていて、食べていなかったんです。でもそのときはまだ、何が起きているのかわかっていませんでした。自分でなんとかできる、身体的な何かであってほしいと思っていたんです。

かかりつけの医者に行って全身を検査してもらいました。医者には、身体は完全に正常で、ただの「神経過敏」だと言われました。これは「精神的なもの」ではないかと思い始めたのはそこからなんです。自分にこう問いかけました。わかった、いったい何がいけないんだ？　なぜ神経質に反応するんだろう？　ぼくはすべてを分析するようになりました。生活は普通だから、気が狂い始めているか、内側からイカレてきているんだろう。こんな恐ろしい感覚を引き起こす、計り知れないものが内側にあるにちがいない。そう思いました。でも、そのことはだれにも話せなくて、事態はさらに悪化しました。

そのことを隠すのにかなり苦労しました。調子が悪いと認めたくなかったので、できるだけそのままにしておきました。すると、自分がひどく緊張していると感じたときに、その状態が一晩つづくようになりました。何もかもがちょっと気味悪くて、ぼうっとした感じなんです。一度、マンハッタン中央部でのスポーツイベントに出かけたときに、競技場に入っていくと、見当識（時間や場所、周囲の状況を正しく認識すること）が失われた感じがしました。その夜はずっと、何が起こっているのかわかりませんでした。ただ、自分がとても神経質になっていることはわかっていて、今すぐにも何か悪いことが起きるんじゃないかと思っていました。友人と一緒だったのですが、もちろん何も言いませんでした。なんと言ったらいいか、ただ座って、歯を食いしばって、競技場を出られるまで時を数えていたんです。

このことがあって、セラピストにかかりました。何が起こったのか説明できない部分さえありましたが、彼にはそれを言いませんでした。恥ずかしかったんだと思います。弱さを認めることができなかったんです。当時はすべてを自分の「弱さ」だととらえていたからです。この最初の段階では、身体的な問題だとは本当に思っていなかったので、だれにも打ち明けないまま、事態は悪化していきました。

結局、医者から医者へと転々とすることになりました。たとえば、神経科医のところへ行って脳波をとってもらいました。それから眼科に行きました。症状が視力と関係しているように思えたからです。ときどき、見当識がなくなったり、目がかすんだりしたんです。でも問題なしという結果でした。両親が医者に行くように勧めたんです。きっと治療法が見つかると信じていたんですね。

最後に、女友達がラジオでパスグループのことを聞いて、電話するように言いました。すごくためらいがありました。でも、ぼくは自力で対処する道も尽きて、困り果てていたんです。

パスグループに電話をしたときには、ぼくは映画にすら行けなかったし、運転する気にもなれませんでした。二、三回の電話相談で、これまで聞いたこともないような情報をたくさん教えてもらっていました。ぼくの抱える問題はよくあることだ、ぼくは「頭が変に」なったりしない、これには現に根拠があることだ、などということです。すべてのつじつまが合いはじめました。男性のカウンセラーに出会い、彼もパニック障害だったと聞いて、すごいと感じました。それまで得ていた情報では、女性だけにおこる問題だとされていたからです。自分の弱さをなかなか認められなかったことを考えると、男性カウンセラーに出会ったことで快復への弾みがついたのは確かです。

パスプログラムを始めてから、ぼくの生活は根本的に変わりました。何をするにも心配せずに、ためらわずにやれるようになりました。でも、これからの人生が「怖いものなし」になったわけではないこともわかっています。もう孤独だと感じることはありません。あれが一体何なのかわかっているし、自分の人生は自分で決められると感じています。ぼくは理学士号を取るために復学しました。これは本当にやりたいことだったのですが、自信をなくしてしまっていたのです。自分の能力を疑っていて、できるかどうかわからなくなっていました。でも、パニック障害の問題が片付いたので、そうすることに決めました。とてもいい成績だったので、来年は医療ソーシャルワーカーの資格を取るつもりです。

卒業したら、恐怖症の人を受け入れるクリニックか精神衛生機関に入りたいと思います。とりわけそういった問題を抱えた人たちの手助けをしたいのです。今ぼくは「連帯感」を感じています。自分で多くの困難をのりこえてきたからこそ、前よりも視野が広がったし、ずっと強い自信がもてるのです。

マーラの物語

私がパニック発作に悩むようになったのは、当時赤ん坊だった二番目の息子と二、三年家にいたときのことです。ぼうっと考える時間がたっぷりあり、ひどい孤立感を覚えていました。そのころは友だちもあまりいませんでした。パニック発作を起こす人たちに共通するのが内省的傾向で、またたいていが創造的な人であることは私も知っています。だから、そういう人たちは別の関心事を持つ必要があるということも。私も以前には時によってさまざまなことに関心があったと思います。でも、家にいたあの数年のあいだは、そうではありませんでした。そこで運動のためにジョギングを始めたのですが、そのおかげで、私はまた活動し始めるようになったのです。それが刺激となって、もう一度、家を出て何かを始めるのに必要だったやる気を引き起こしてくれたのです。それからしばらくして、私はパートタイムの仕事を得て、それによって自信を回復することもできました。

実は、パニック発作には十五歳のときから悩まされてきました（現在、私は三十歳です）。私はその正体を調べてやろうと心に決めていました。それについて目についたものは片っ端から読んだのですが、これがそうだと正確に特定することはできませんでした。自分なりに、だれかほかに経験した人がいないか見つけ出そうともしました。でも聞いてみると、相手は「ああ、あなたの言いたいことはわかりますよ、だれでもときには神経質になるものです」と答えるのです。彼らは質問の意味を完全には理解していないのだ、と私にはわかっていました。けれど奇妙なことに、今になってその正体がわかってみると、何人かの人が私に発作のことを話していたのです。

たぶん、私ほど幸運だった人も少ないと思います。パニック発作のせいで家に引きこもる羽目にはならなかったからです。私の場合、パニック発作が屋外と結びつくことはありませんでしたが、そのかわりに、屋内で起こったのです。特に、あの数年間、息子と家にいたときです。たとえば一人で買い物に行くというような、いつもは普通にやっていたことが怖くなりだしました。店の中にいるといつも、あの不快な、パニックの感覚が襲ってきて、すぐに外に出ていきたいと思ったものです。

初めて新聞の記事でパニック発作に苦しんでいる女の子の話を読んだとき、それがなんと、まるっきり私と同じではないかと信じられない思いでした。記事の最後に助けを受けられる場所が挙げられていて、それでパスグループを見つけたのです。このプログラムで気に入ったのは、薬物療法を使っていないことです。それに電話を使っているので、毎週通わなければならないわけではなかったことです。

私にとって、プログラムはかなり従いやすいものでした。というのも、私はとても規則正しい食生活をしているからです。でも白状しますが、難しかったのは、コーヒーを断つことでした。私はコーヒーが好きです。あの味が大好きなんです。今ではちょっとコーヒーを飲んで、それで神経質になったり、ひどく興奮したりしても、理由がわかっているので、そのせいで悩むことはありません。

プログラムのいちばんいいところの一つは、まさにこのグループの存在を知ったこと、そして私が感じていることについて正確に説明してくれる人がいたということです。なぜパニック発作が起きるのか、私に何ができるのか、といったことについてです。大切なのは、身体をゆっくりさせてやることができる、ということです。もっとコントロールできるのです。たとえばパニック発作が起きそうだと感じたとき、深呼吸や、ほかのリラクゼーション法を使って、ただ身体をゆったりさせてやれると知っている。それに発作が起きているときに、それ以上のことは起こらない、それ以上ひどいことにはならないと知っている。これらはすべて大切なことです。私は一年以上前にプログラムを始めましたが、もう長いあいだパニック発作は起こしていません。当然、時にちょっと神経質になることはありますが、それは少しペースダウンしろという合図なので、そうしています。でもパニック発作を起こしても自分で解決できると知っているおかげで、発作が起きなくなっているのではないかと思います。

ナンシーの物語

このプログラムを始めるまで、私は週に三、四回、ひどいパニック発作を起こしていました。プログラムを始めてしばらくすると、パニック発作が悪化しただけのように思えました。激しさがこれまでどころではなかったのです。いつも、自分がこの問題に全力で立ち向かってきたことはわかっていました。でも、何かが「外」で起こっているときよりも、自分で何をしているかわかっていることのほうがずっと扱いやすいものです。ですからパニック発作は前ほど深刻な問題ではなくなっていました。そのころ、パニック発作がおこるのは生理が始まる時期と重なっていました。生理の直前は気分が落ち込んですこし目まいがします。涙もろくなったり、ちょっとしたことで急にカッとなったりします。

婦人科医のところに行ったとき、彼にパスのコースを見せました。食生活の改善をはじめ全部を見せて、私が何をしているか話しました。「その食生活をつづけたほうがいいですよ」と彼は言いました。栄養面で何かをする場合は、時間がかかると説明してくれました。薬はすぐに効くように作ってあるから、薬を飲むようにはいかない。栄養面で何かをするなら、変化は月単位でおこると彼は言いました。それで、変化がおこっている途中なのだとわかりました。

いまはどうかというと、今月はカレンダーを見るまで、生理が近づいていることに気付きませんでした。食生活を変えたのと運動のおかげです。高校のころは体育で運動をしていたので、ひどい生理痛やほかの症状が出ることはありませんでした。でも子どもが生まれてからは座っていることが多くなり、前よりも運動しなくなりました。子どもに手がかかる間は、お昼も何か口に放り込んですませたり、食事を抜くことさえありました。さっさとすませようとアイスクリームを食べたこともありました。今はもちろん、何を食べているかしっかり見て、定期的に運動をしているので、違いが現れてきました。

るのが恐ろしかったのです。目覚ましが鳴ると、体調が悪いと感じたものです。「ああ、いやだ、朝だ。きっと今日死ぬんだわ」と言ったものです。今はもうそんなことはありません。朝、目が覚めると素晴らしい気分です。家のまわりを足をひきずって歩くようには感じません。目が覚めるとシャワーをあび、朝食を準備して、子どもたちにしたくをさせて出かけます。ごく普通の生活をしているのです。

前はできなかったのに、今できていることは何でしょう？　以前は一人で外出できませんでした。誰かと一緒に出かけても――たとえばデパートに行ったとしましょう――もしその人がとなりのカウンターに何かを見に行っただけで、私はすぐにパニックを起こしていたのです。先週、私はメーシー百貨店に一人で行きました。クリスタル製品と日曜に結婚式に出るために自分の帽子を買いました（私は帽子マニアです。帽子が大好きです）。私は出かけて買い物をします。でも、何も問題は起こりません。前はそれができなかったのです。

私は一人でいることもできませんでした。家に一人残っていると――厳密に言えば一人ではありません、子どもが二人と犬と猫がいたのです――冷や汗をかきました。「もしこうなったら……」と心配し始めました。「今、発作が起きて床にたおれたらどうしよう」とか、「次がひどい発作だったらどうしよう」などと考えました。今は、子どもたちが出かけているときに、一人でいるのは大歓迎です。

ピートの物語

ぼくは管理職で、パスプログラムに参加する前は週にざっと七十時間から八十時間ぐらい働き、ときには週百時間まで働くこともありました！　長時間労働に加えて、仕事上でたいへんなプレッシャーがありました。たいていは納期に迫られて働いていました。いちばんきつかったのは、充分に訓練を受けた人材がいなかったことです。いい人材を見つけるのは困難でした。ぼくが住んでいる地域は失業率がとても低く、三パーセント以下だったからです。実際のところ、わが社ではほかの地域からロードアイランドまで従業員をバスで送迎しなければなりませんでした。そういうわけで適切な助けも得られず、ぼくの仕事はその分だけさらに難しかったのです。

食生活もかなりひどい状態で、たいがいジャンクフードでした。朝食抜きのこともしょっちゅうでしたし、ときには夜の六時までまったく食べられないこともありました。前日の夕食からいっさい食事をせずにすませたわけです。スナック、つまりポテトチップスやソーダだけということもたびたびでした。昼食をとる場合には、たいていサンドイッチとか、ロールパンや精白小麦のパンに、チキンかローストビーフを、ジンジャーエールなどの炭酸飲料で流し込んでいました。

でも今はまったく変わりました。おいしい朝食をとっています。毎食きちんとまともな食事をしています。ジャンクフードはやめて、バランスの取れた食事をするようになりました。仕事量もずいぶん減らしました。願い出て、もう一人アシスタントをつけてもらったのです。それに今回は適任者をつけてもらいました。以前は基本的に仕事にあまり慣れていない新人がついていたのです。今はもう週に五十時間以上は働きません。仕事量はずっと減って、以前にくらべるとほぼ半分になりました。

パスグループに加わったときはひどく神経質でした。仕事上だけではありません。レストランにも行けず、買い物にも行けず、多くの状況をなんとか避けていました。でもぼくの目標は普通の生活をすること、ときにはレストランに行って、ミーティングにも出て、買い物に行けるようになることでした。

今は、それもこれもすべてできます。ほぼどこへでも行けるし、なんでもできます。もうパニック発作とか、それらしきものは起こしていません。レストランに行けるのです。現にきのうレストランに行ったばかりですが、本当によかったです。楽しみましたよ（もちろん、適切な食べ物を注文しました）。前には、何か個人的なこと、ひどくストレスのかかる重大局面を処理しなければならなくなると必ず、対処するのがひどく困難に思えたものです。先週、親族に不幸がありました。妻の父が亡くなったのです。妻は長女だったので、しなければならないことが山のようにありました。ぼくは自分ですべきことはすべてやりました。ぼくがその状況とすべてのストレスをうまく処理できて、さらにその反動もまったくないのを見て、妻は驚いていました。今では、食生活が改善されて体調がよくなれば、ストレスをはるかにうまく処理できるようになるということがわかります。

このプログラムは初めてという方に、ぼくがひと言アドバイスしたいのは、偏見を持たないでということです。プログラムに参加するにあたって、どうせうまくいかないだろうと考えてはいけません。あるいは、だって私のパニック発作はこんなにひどいのだから食生活とかそんなものを変えることがどうして役に立つのかとか、そんなに鎮静効果があるのかとか、自分を治してくれるのかとか、そういうことは考えてはいけません。このプログラムは間違いなくあなたを助けてくれます。このプログラムはぼくの人生を変えました。今ではパニック発作に対する恐怖に取りつかれることもなく、自分のしたいことはほとんどなんでもできるのです。

フィリスの物語

子どものころからパニック発作に悩まされてきました。十六歳のころからです。パニック発作はどこからでもやってくるように思えます。はじめて発作が起きたときのことを思い出します。心臓がとつぜん早鐘のように打ち始め、息ができないと感じました。次は学校にいるときに起きて、とてもひどかったので家に帰らなければなりませんでした。そのあとでまた起こったときに、両親は私を病院につれていきました。医者はくまなく検査をして、ただの「神経過敏」だといいました。私はずっと酸素が足りない感じがしていて、苦しくてあえぎ、過呼吸に陥りました。そのことで悩み、「どうしてこんなに息苦しいんだろう」と疑問に思っていました。

高校を卒業して大学に進学しました。いくつか理由があって――パニック障害はそのうちの一つでしかありません――学校を中退し、働き始めました。いくつかの仕事を経験したあと、家から道を渡ってすぐのところに、ウェイトレスの職を見つけました。その仕事についたのは、パニック発作に襲われたときにすぐ家まで走って帰れると思ったからです。とにかく、そこで四年間働きました。パニック発作はだんだん悪化していきました。ずっとひどかったのですが、ここ三年間は恐怖に生活を支配されるようになりました。

そのころ精神科医にかかりはじめました。そんなに長くなくて、二カ月くらいのことです。でも好転しませんでした。実際のところは悪化していったのです。だって、ずっとパニック発作のことを考えていたのですから。精神科医は、どこに行くのにも小さな手帳を持っていき、考えたこと感じたことを書き込むようにといいました。でも、そうすると問題に焦点をあてるだけのことで、まったく役には立ちませんでした。精神科医にかかっているあいだに、たまたま日曜日の新聞で、恐怖症についての記事を読みました。その末尾に助けを得られるグループのリストが載っていました。そこで初めてパスプログラムを知ったのです。

「心の持ち方を変える」というステップがいちばん役に立ちました。ターニングポイントが訪れたのは、私を担当してくれたカウンセラーのシンディーと話をしているときでした。シンディーは私に、自分のことに専念して、他の人がどのくらいよくなっているか気にしないように言いました。私はそのとき、同じチームのメンバーがもっとずっとうまくいっていることを知っていました。私たち四人のうちで、私だけ体調が悪かったのです。その会話が私にとってターニングポイントになりました。というのは、他の人がどんなに快復していても人のことは気にしないでおこうと、そのとき心に決めたからです。気にならないわけではありません。でも、他の人が私より早くよくなったとしても、これ以上心配しないことにしたのです。自分と人を比べるのをやめよう、もし一年や二年かかったとしても気にしないでおこう、私は私のペースで快復していくんだ、と決めたのです。

そして、もっとひんぱんに教会に通おうと決めました。ある夜、教会を出たところで出会ったばかりの女の子と話をはじめ、教会と信仰についてあらゆる質問をしていたときでした。ある男性が話にはいってきたのです。私はパニック障害のことを話しました。すると、彼はとても印象深い言葉を口にしました。彼はこう言ったのです。「神が私たちに与えてくださったのはおくびょうの霊ではありません」。それから、聖書のなかでイエス様がこう言っているところを私に示しました。「私はあなたがたに平安を残します。あなたがたは心を騒がしてはなりません。恐れてはなりません」。私は泣き出しました。彼の言葉は真実だと心底思い始めていたからです。快復するまでにどんなに時間がかかろうと、やっていこうと決めました。人生を神の手にゆだね、導いてもらうのです。

今は、これまで恐れていたことをやろうとするときには、神が私とともにいてくださるという確信があります。だからそれができるのです。私は働いていますし外出も運転もします。あらゆることができるのです。もうパニック発作を起こすことはありません。たまにあの感じがやってくると、神様のことを考えます。そうすると恐怖は消えていきます。

もし私からパニック障害で苦しんでいる人へひとつアドバイスをするとしたら、こう言うつもりです。心の持ち方を変えてください。何か信じるものを持つのです。私の場合、それは神様だったのです。

レジーナの物語

初めてパスプログラムに参加したとき、私は広場恐怖症のせいで無気力になっていました。何年もの間、苦しんできたのです。プログラムに参加したのは六十二歳のときでした。車に乗ることはできましたが、十五分以上お店のなかにいることはできませんでした。それより長くなるともう無理でした。精神分析医の治療を受けていましたが、何の改善も見られませんでした。

ある日、「テレビガイド」誌でパスグループの告知を見ました。プログラムに参加したものの、うまくいくとは思っていませんでした。でも、うまくいったのです。とても大胆なことをしたのを覚えています。それはプログラムを始めてから三カ月が経ったときでした（十八年間で最大の冒険でした）。

私は毎週、髪をセットしてもらいます。美容師さんは若いすてきな女性で、いつも自宅まで来てもらっていたのです。ある日、彼女は結婚すると教えてくれました。そのあと、郵便で招待状を受け取ったのです。結婚式は九月の予定でした。私は六月からプログラムを始めていました。そのおかげでとてもよくなっていたので、私は出席することに決めました。結婚祝いのプレゼントを買うためにお店に行きました（私が果たすべき任務です）。私の娘がプレゼントを見て、結婚式に届けに行ってあげようと言いました。でも、私はこう答えたのです。「その必要はないわ。私が自分で届けるから」。娘は最初、聞き間違えたのかと思い、こう聞き返しました。「できると思う？」私は答えました。「できるわよ」。

結婚式の日、身支度を整えるとそわそわしはじめました（花嫁だけがそうなるわけではありません）。パスプログラムへの信頼と、やりとげられるという認識が私を支えてくれました。私は、教会の後ろのほうではなく、ちょうどまんなかの席に座りました。祭壇は花で美しく飾られ、素敵な式でした。

つぎのステップは披露宴です。ここまでやれたのだから、披露宴にも出られると思いました。私は部屋いっぱいの人たち（百人ほどの客が来ていました）とともに席について、おいしい七面鳥のディナーを楽しみました（もちろん、デザートには手をつけませんでした）。ケーキカットが済むと、ダンスが始まりました。私は何度かダンスしました（夫はあまりダンスを好みません）。花嫁は私が結婚式に参列したことを喜んでくれました。彼女は冗談めかしてこう聞きました。「こうなると、私はお払い箱かしら？」そこで私は、これからは私が毎週彼女の美容院に出かけていくつもりよ、と誇らしげに答えました。家に帰るととても幸せでした。夢見ていた以上のことをやってのけたのですから。

前はできなかったことで、今していることはほかに何があるでしょうか？　教会にまた通っています。何年も前は、教会の熱心な信者でした。広場恐怖症になってからは、もちろん通えなくなりました。ある日、私は教会へ行けるし、行きたいんだと心に決めて教会に出かけ、いまも通いつづけています。定期的に礼拝に参列しているし、礼拝に出かけるのが好きです。そうすることで大きな満足を得ています。

今年の夏は、週末に何度か娘を訪ねました。娘はトレーラーパークのキャンピングカーにいて、私の家から車で二時間で行けます。私はもうお店にも、大きなショッピングモールにも行けます。先週は、八十八店舗が入っているショッピングモールに行きましたが、まったくドキドキしませんでした。そこで二時間以上過ごしました。

最近、妹に会いにカナダに行きました。二人で一日中ショッピングをしましたが、不安になることはありませんでした。旅行に行くのはもうまったく気になりません。どこへでも旅に出られるし、レストランにも行けます。前は本当にできなかったことです。パニック発作はもうずっと長い間、起こっていません。そして今、これまで想像もしていなかったことをやっているんです。

リタの物語

パニック発作が始まったのはハイスクール時代です。当時の私は十七歳でしたので、ずいぶん昔のことです。少しのあいだ悩まされましたが、その後発作は起こらなくなりました。また起こるようになったのは何年もしてからのことです。

始めのころは、家から出られないといったようなことは、まったくありませんでした。そこまでひどくなかったのです。それがなんなのかまったくわかりませんでした。ただ、ひどく神経質になって、怖くてたまらない気分だったのです。ビクビクしていたのですが、結局何も起こらず、なんと言えばいいか「それから脱した」んです。

その後、何年もたって、二、三の出来事のせいで、もうほとんど忘れていたあの感じが戻ってきました。ちょうど一時期にいろんなことが起きているときでした。かなり長いあいだつき合っていた彼と別れ、それから母が病気になり、とまあ、そんなことです。でもそのとき、つまり二度目にパニック発作を経験したときは、何が起きているのかもっとよく意識しました。昔と「変わっていない」ことはわかっていました。自分の人生に起こっている多くのことが、引き金になっているのだと気づきました。

本当に何もできないわけではなかったのですが、たとえばだれもが外出する週末の夜に出かけることができないというように、いくつかできなくなったことがありました。それでも私は働いていました。

まだ学校にも通っていました。でも何も楽しめませんでした。つらい義務みたいに無理やりこなしているようなものでした。それで助けてもらおうと思って、郡の精神衛生協会に相談したところパスグループを紹介されたんです。

パスプログラムは新しい助けを提供してくれました。たとえばリラクゼーションテープや、身体のしくみについての知識、それにこれは「自分だけ」の問題ではないとわかったことなどです。ウィークス博士の本もとても役に立ちました。私の姉もパニック発作を抱えていて、博士の本を読み、私にくれたのです。それで私も読みはじめました。いちばん慰めになったのは、パニック発作は決して重くはならない、これ以上進行しない、発作をコントロールできるのだ、と知ったことです。私はウィークス博士の四原則を活用しはじめました。彼女がどう言っていたか、いつも思い出したものです。「立ち向かいなさい、逃げてはいけません」。それはつまり発作と向き合って、くつろぐことです。「ああ、いったい何が起きているの?!」とは思わないことです。何も考えずに、ゆったりと身を任せるのです。

「本拠地を切り換える」という考え方（一九四ページ参照）について知ったのも、とても役に立ちました。おかしいんですよ。だって、私はそういうふうに感じていたのです。どこかに行ったときは、いつも車の中にいると安心感がありました。車は私の本拠地のようなものでした。前にはそういう呼び方をしたことはありませんでしたが。そういうふうに、役立つと思ったことはいっぱいありました。たとえば、だれでもときにはいろんなことにいらいらするものだ、と知りました。だから、いらいらしている日には、自分に言い聞かせます。「さあ、そんなことをあまり重大視しすぎないで。だって、これはたった一日のことなんだから」。今では多くのプレッシャーから解放されています。いつもいつも物事を「完璧」にしておく必要がないからです。

もう一つ役に立ったのは、カウンセラーにアドバイスしてもらった「心配タイム」（四四ページ参照）、一日のうちの一定の時間内にあらゆる心配事をしてしまうということです。何かを一日じゅう考えていると頭がおかしくなりますからね。どんな問題であっても、少し時間を置いてから悩むことができるのを知りました。これは断然役に立ちました。おかげで私の「心配タイム」が短くなりました。

私がいちばん怖かったのは、遠くへ出かけて一泊することでした。今ではほぼどこへでも行けます。私はボートを持っているのですが、自分がボートで出かけることができて、自分ですべてを処理できると思うといい気分になります。ボートに乗っているのは車に乗っているのとまったくちがいます。車だったら、助けが必要なときには電話をしに降りることができますし、いつでも路肩に寄せられます。でも、ボートだとそれができません。私のボートには陸と連絡をとるための無線はついていませんし、それに操縦だってちがいます。車を運転するのとはわけがちがって、操作しなければならないことがいっぱいあるのです。

でも、私はボートに乗るのをとても楽しんでいます。ロングアイランドに住んでいて、海が近いのです。以前、二、三回ボートで出かけたときには、そのときどきのボーイフレンドが一緒でした。そしてある日、私は自分のボートを買おうと決めたんです。沿岸警備隊がやっている講習を受けました。水路、位置標識の読み方、航路、機械のことなど、知っていなければならないことはすべて教えてもらえます。通常の大学の一学期分の授業のようなものでした。とは言っても成人教育のですが。クラスには夫婦で来ている人や、年輩の人たちも大勢いました。私はクラスで唯一の独身女性でした。

ボートとかかわっていると楽しくてなりません。本当に好きなことで忙しくしているのはいいことだと思います。気持ちが自分自身に向かなくなりますから。

スコットの物語

このプログラムを実行に移すようになって、ぼくの生活は大きく変わりました。また働けるようになったんです。店にも入っていけるし、医者にも行けます。それにおおむね満足できる生活をしている気がします。以前は、「こんなことでどうするんだ?」と感じていました。ある時点では、状況があまりにひどくて、自殺すら考えたんですよ! ずっと(十三年も!)そうだったから、希望はないと思っていました(パニック発作が始まったのは二十一歳のときで、今は三十四歳です)。パスプログラムを始める三、四カ月前には、ついに文字どおり引きこもり状態になるところまでいっていたんです!

ぼくが引きこもり状態になって、自殺を考えるようになったのは次のような出来事が重なったからです。絶えずパニック発作を起こすせいで失業してしまいました。お金が底をついたので、外に出て仕事を見つけようと決めました。ぼくが住んでいる小さな町では、仕事はそんなにありません。そこで近くの大きな町に仕事探しに出かけました。でも、車を走らせるにつれて、降りて外に出るのがどんどんつらくなっていくのがわかりました(家に引きこもる代わりに、車に引きこもるようになってしまったんです!)。ガソリンを入れるのにガソリンスタンドに行くのすら、ひどくつらかったのです。でも必要に迫られて行きました。暗くなって、あまり人がいなくなるまで車に乗ってその辺で待ってから近づいていってガソリンを入れました。

仕事も見つからないまま町に戻ってくると、実家に帰りました(ぼくは独身です)。そしてほとんど家の中で、何もせず、みじめな思いで過ごしました。事態は悪化するばかりでした。それからしばらくして、引きこもり状態になりました。どこにも行けなかったんです。その後すぐに銀行から電話があって、滞納があるのでぼくの車を差し押さえると伝えてきました。そのことがあって、ぼくはどこかでなんらかの助けを求めなければならないと思いました。医者が往診に来て、ザナックスを処方してくれましたが、効果はありませんでした。医者が投薬量を倍にしても、まったく効き目はありませんでした。ついに大量のリブリウム（抗不安薬クロルジアゼポキシド。日本での商品名はバランス、コントールなど）を処方されました。一日三回、二十五ミリグラムです。それで、定期的に診療所に行けるようにはなりましたが、それだけでした。

本当に偶然に、ある雑誌を手にして、パニック発作についての記事が載っているのを見たんです。パスグループのことが書いてありました。ぼくはすぐさま加わりました。そのときは、助けになるかもしれないことは何でもやってみるつもりでいました。砂糖とか、砂糖のたっぷり入った菓子、チョコレート、ソーダ、そんなものが大好きでしたが、やめました。カウンセラーに左手を切り落としたらよくなると言われたら、そうしていたでしょう。本当になんとしてでも変わりたかったので、なんだってやっていたところです！

そのころ、ある銀行マンと知り合いになりました（ぼくの車を差し押さえようとした人です）。彼とはその後、いい友だちになりました。彼はぼくをわきに呼んで、本当はいったい何が問題なのかと聞いたんです。ぼくは打ち明けました。パニック発作のことを話したのです。彼は、よくわかるよ、しばらく前まで私自身がパニック発作に苦しんでいたから、と言ってくれました。責任を担い、自信にあふれた銀行幹部の彼を見て、突然、ぼくにも自信と自尊心を取り戻すことができると思ったのです。彼は読んだほうがいいと、ウェイン・ダイアーの『自分の力を頼る』（邦題『自分の時代』三笠書房刊）などの本を何冊か勧めてくれました。すばらしい本なので、いつも読み返しています。

彼が言ったことと、それに本に書いてあったことから、それ以来ずっとぼくは自分で「積極的な愛想よさ」と呼んでいる姿勢を取るようになったんです。自分の周囲に熱心に愛想のよさを振りまくんです。そうすると、信じてください、本当にこれが効くんです！　だれかに威圧されていると感じたらいつでも、ただその相手に歩み寄って手を差し出して、心をこめて挨拶するんですよ。すると驚くようなことが起きます。もう相手に威圧されていると感じなくなるんです！　たとえば、同じ町に住むある男性のことを苦手に思っていたんですが、ある日、通りで彼を見つけると道路わきに車を停めて外に出ました。彼の名前を呼んで近づいていき、肩に手をかけてこう言ったんです。「やあ、お元気ですか？」と。大きな、親しみのこもった声でね。で、握手をすると、彼が震えているのがわかったんですよ！

もう一つ、ぼくが取っている姿勢は「知るもんか」です。店に入っていってもしパニック発作が始まっても、たいしたことないじゃないか！　だれかが気づいておもしろがっても、そう、それは彼らの問題でぼくには関係ない。そう考えると、パニック発作はいわば突如として治ってしまったんです。

若いころ、ぼくは神経質なのを隠すために、酒をガンガン飲んでいました。「酔っぱらって」いると、気分がましになったんです。そうしてだんだん大酒飲みになっていきました。何年もそういうことをしていました。でも、今はいっさい飲んでいません。どうやってやめたかって？　仕事探しを始めて、それでもまったく見つからなくて両親の家に引っ越さなければならなくなってからは、飲むわけにいかなくなったんです。両親の前で「酔っぱらって」はいられませんからね。それにバーにも行けなかった。だから、ある意味ではやめざるをえなかったんです。実際、禁断症状も起きましたよ。でも、まあ、そうなってよかったんです。今は気分をよくするために飲む必要はありません。体にいいものを食べて、運動して、リラクゼーションをするといった、はるかにいい方法がありますからね。

シャロンの物語

ずっと体調はよかったんです。パスプログラムを始めてからは、いい食事をしてきましたから。でも今は、前よりももっと食事に気をつけています。二カ月すると双子が生まれるんですもの。今は家にいるので、いい食べ物を用意する時間がとれます。働いていたころは、朝早く起きて帰宅するのも遅かったので、身体にいい食事をとるのがずっと大変でした。でも今は長いあいだ台所にいられます。

私は以前、甲状腺に問題があったので、それがパニック障害を引き起こしたのだと思っています。でも、放射性ヨードを使った治療を受けてからは、甲状腺には問題がありません。

健康についてはずいぶん心配してきました。病気のことや最悪の事態をいつも考えていました。長い間、パニックを起こしそうだと感じていました。働くことがむずかしかったし、睡眠障害がありました。非現実感――自分が自分でないような感じ――もずっとあったのです。出かけた先でパニック発作を起こすのが恐くて、出歩けませんでした。

ありがたいことに、もうそれは考えずに済みます。どうやって変わったのかって？　パニック発作が起こりそうな感じを無視する方法を学んだからだと思います。助けになったのは、ほかにもパニック障害で悩んでいる人たちがいる、これは大したことじゃない、とわかったことでした。自分自身から注意をそらせば、あの感じは消えていきます。実はラジオで聞いたんです。精神科医が出ていました。デイヴィッド・ヴィスコット医師だと思います。とにかく、女の人が電話をかけてきて、パニック発作が起こりそうです、こんな感じがするんです、と詳しく話しました。するとお医者さんはこういいました。「死ぬんじゃないかという気がするんですね。でも人間は一度しか死にませんし、あなたは今は死なないと思いますよ」。つまり、それだけのことなんです。私もパニック発作をそんなふうに考えています。

だからもう、あの感じがしてもあまり気にはなりません。

いろいろな状況で私はそのことを感じています。恐がっていたことを実際にしなければならないとなると、不安は消えていきます。前もって考えていることのほうが実際におこることよりもずっと悪い、というのはよくあることです。たとえば、私はどんな形であれ人前で話すのが苦手でした。でも、あるとき勤め先で、昇進して人前で話すのが主な仕事になる立場につくという話になりました。昇進はしたいけれど、したくない気持ちもしました。会議を主宰しなければならないからです。

でも、私は昇進を受けました。早速、三十人ほどの見ず知らずの人たちを集めて指導するようにと言われました。新しく雇われた研修生たちです（連邦政府の機関で働いていたので、いちどきにたくさんの人を雇い入れていました。この職種は離職率が高いのです）。私はそれをやるようにと言われて、選択の余地はありませんでした。仕事を辞めるわけにはいかなかったのです。

数日間は恐くて仕方ありませんでした。そのことが頭を離れなかったのです。怖気づいていました。その人たちの前で何か起こったらどうしよう？　初日は、会場へ近づくとおろおろしはじめました。でも私は、自分が思い込んでいたよりも、ずっとうまくやりとげたようでした。というのは、後になってこう言われたからです。「あなたのお話はとても役に立ちました」「これまで会った講師の中でいちばんいい講師でした」「お話はとてもよくわかりました」。一、二度やったあとはとても簡単になり、しばらくすると、人前で話をするのはごく自然にできるようになりました。

自分のことばかり考えたり、人が自分をどう思っているのだろうと考えたりするかわりに、こう考えるようになりました。ね、いい？　かまわないじゃない。人に嫌われたとしても、それがどうしたって言うの？　それから、自分を別の立場に置いてみるようになりました。たとえば、私はいま聴衆のなかにいて、話を聴いているところだと考えます。話に耳を傾けながら、壇上に立った人がどうやってそんなにうまく話をしているのか考えていたとき、自分がどんな風に感じていたのかを思い出します。そうすると、話をする側がどんなに緊張していたかがようやくわかってくるのです。私には、なぜ彼らがそんなに自信たっぷりに話ができるのかわかりませんでした。彼らが緊張しているなんて考えてもみませんでした。私は話し手をばかにしたこともないし、そこに座っている人はだれもその人のことを笑ったりしませんでした。反対に話す側に立ったときに、聞き手の側は私のことを同じように思っているのだろうと想像しました。

パニック発作が起こりそうな感じがするときも同じです。これは本当になんでもないし、無視していれば消えてしまうんだから、と自分自身にむかって言います。自分のあらゆる行動を調べて大げさに考えるのはよくないと思います。私はもうそんなことはしません。

トレーシーの物語

私は十年間、頻発性のパニック障害に悩んでいました。私の夢は、パニック発作の心配がなくなり、人生をもっと楽しめるようになることでした。

パスプログラムを始めたのは、購読している地方紙にある女性がこのプログラムでどれだけ助けられたかという記事が載っていたからです。プログラムを始めてまず最初に、多くの食べ物が必要なんだということに気がつきました。ふだん食べていたのよりもずっと多かったのです。朝、カフェイン抜きのコーヒーを飲むのには困りました。朝食にカフェインを少し取らないと、「エンジンがかからない」ような気がしたからです。でも、カフェイン抜きでやっていくことにすぐ慣れました。それから、ビタミンと多くの食べ物にも——それまではそんなに食べていなかったのです。でも、食生活の計画についてはカウンセラーが手助けしてくれました。プログラムを続けた結果たばこをやめましたが、おもしろいことに体重はそのまま変わりませんでした。体重はまったく標準値です。体重を維持できたのは、たくさん食べるかわりに運動やウォーキングを増やしたからです。習慣として身についた食生活や運動が気に入っています。今でも三時間か三時間半ごとに何か食べています。以前は朝食を食べたあと、たとえば午後の一時まで何も食べないことがありました。まったく朝食を食べなかった時でもそうでした。今は軽食をつまみます。そうすると気分がよくなります。心理的なものなのかどうかわかりませんが、気分がよくなるのです。

以前はできなかったけれど、今はできるようになったことは何でしょう？　一人で食料品を買いに行けます。どこのショッピングモールでも自分ひとりで入っていけます。車に乗って、どこへでも好きなところへ出かけられます。こういったことは以前はできませんでした。もちろん、このプログラムを始める前も働いていました。でも、私の生活は今のほうがずっとよくなりました。前より自由だし、楽になりました。プログラムを始める前は、ドアを出るたびに「大丈夫かしら？　どんな感じがするんだろう？」と自分に問いかけていました。今はドアを出るときに「調子がいいわ」といいます。そして車に乗り込むと、行きたいところに行き、やるべきことをやります。ショッピングモールに行ったときに——それは何度も私の心を通過します——パニック発作のことを思い出します。でも、私は動きをゆっくりにして腹式呼吸をし、目の前のことに集中します。商品棚を調べたり、サイズを調べたりと、そういったことです。そしてそれが通り過ぎたら、買い物を続けます。何度もあったことですが、プログラムを始める前は、買い物に行って買うものが六つあったとしたら——それをお店に置いたまま逃げ出しました。外出するのに途中まで行って戻ってきたこともよくありました。

このことはお話ししておかなければなりません。プログラムをはじめて間もないころ、大きな危機が訪れました。夫が心臓発作を起こしたのです。私はまさに自分ひとりで、夫を看病しに病院まで行くために高速道路を通って運転しなければならなくなりました。プログラムで学んだすべての方法を使いました。それができるようになったのは成功だと思いました。夫が退院してすっかり元気になると、担当医は夫に運動とウォーキングを勧めました。空調がきいているから、ショッピングモールの中を歩いてはどうかと言うのです。さあ、わたしにとってはひどく困ったことになりました。医者がどうしてもそうするようにと言ったので、死んでしまいそうな気がしました。自分にこう言いました。「そんなこと出来ないわ――ショッピングモール？――そのことは忘れましょう」。でもそれから、自分のなかで重要な議論をしました。「あなたは今、正しい食生活をしているし、運動もリラクゼーションもしている。やってみるのよ。彼にはあなたが必要だわ」。もちろん、夫も緊張していました。心臓発作が起こってからまだ三週間しかたっていなかったし、まったく元通りというわけではなかったからです。でも、彼に必要とされているとわかっていたので、モールまでついていきました。三、四軒の店の前を通り過ぎて、私は夫に笑いかけて言いました。「楽しいわね、私にもできるわ」。このプログラムはちょうどいい時期に達成されたのです。私はそれまでに得たすべての情報を使い、すべての方法を役立てました。

夫の担当医は、一日に一キロ弱は歩くようにといいました。それから一・五キロになり、今では二・五キロ歩いています。夫は今、私とほとんど同じ物を食べているのでとても助かっています。彼はとてもストレスの多い仕事についていますが、これ以上仕事からの悪い影響を受けたくないと思っています。だから二人で一緒にやることにしました。私たちは同じ物を食べ、運動をし、いっしょにウォーキングに出かけます。そこから得られる恩恵を考えたら、ほんの小さな代償だと感じています。

今私は、この支援の輪を人に伝えていきたいと思っています。私が人に助けてもらったように、他の人を助けてあげたいのです。そのために今、パスグループのカウンセラーになるためのトレーニングを受けています。私のカウンセラーだった人は厳しいけれど素晴らしい人でした。彼女は立派だと思います。私はずっと、「いつか彼女のように快復できたら、私もカウンセラーをしたい」と思ってきました。今、私はその地点に立っているのです。

ヴィヴィアンの物語

パニック障害は、五、六年のあいだ私の生活の一部になっていましたが、最後の二年間はひどいものでした。でも今は、とても体調がいいんです。完全な人間に戻ったような気がしています。夫との関係も今はずっと良好になりました。二人で出かけたり何かしたりしているおかげです。以前は、どこに行くのも恐ろしく感じました。今では、夫が私にこう叫びます。家にいるわけにはいかないのかい？　だめよ、と私は答えます。以前は、彼が私に出かけようと言いましたが、私は出かけませんでした。パニック発作が起こるのが恐くて、レストランにも行けなかったのです。いろいろな場所を避けようとして、言い訳をするのがうまくなりました。いつもなにか気に入らないことが見つかるのです。でも今は土曜の夜や日曜になると、私のほうから夫に言います。さあ、行きましょう。出かけましょうよ。すると夫はときどきこう答えます。いや、今じゃなくて、後にしようよ。

たとえば先週はこうでした。夫は仕事に出かけて、早い時間に帰宅しました。私はその日は仕事が休みでした。すると——以前はそんなことは起こらなかったのですが——夫が私の顔を見て言いました。

「ジャージーへ行こうか」。以前なら、私は出かけないようにするためにあらゆる言い訳を作り出したことでしょう。でも私は「いいわよ」とだけ答えました。姉のところへ電話をすると、姉はビーチクラブへ出かけるところだと言いました。とにかく水着を着て、車に乗り込みました。車に乗って出かけようとしているなんて、自分でも信じられませんでした。クラブへ泳ぎに行くと、きれいなところでした。それから家に戻りました。こんなことは以前にはできませんでした。百万年かかってもできなかったでしょう。ビーチに行きたいとも、遠出をしたいとも思いませんでした。でも今はちがいます。翌朝になって、私は夫を起こすとこう言いました。「もう一度ビーチへ行きましょうよ」。

以前はできなかったのに今やっていることをいくつかお話ししましょう。家を留守にして出かけることも――泊りがけのときも――あります。ある週末のこと、ニュージャージーのチェリーヒルに出かけたのですが、そこには何年も行っていませんでした。とてもよかったです。あんなにすてきな時間をすごしたなんて、信じられません。そこにいるあいだ、困ったことは何もおこりませんでした。その前の週末には、もう一人の姉のところに行きました。目が覚めて出かけるためにいろいろ用意をするのが待ちきれないほどでした。出かけるときはすばらしい気持ちでした。

パスグループに参加する前はどうだったか、ですか？　おわかりのように、なかなか思い出せません。もうずいぶん前のことですから。前は家から出かけるのが恐ろしかったんです。もしパニックを起こしたら家まで逃げて帰れるだろうか、無事に帰ってこられないんじゃないかと心配でした。いつもある程度の距離、安全な距離の範囲内にいなければなりませんでした。それに行った先では落ち着いていられると感じるようでなければダメでした。私にとってはそれがいちばんいい感じだったので、そうでなければ何も考えずに逃げて帰ってしまいました。本当に帰りたかったので、家に帰り着いたときは最高の気分でした。ああいった感じはここ何年も感じていません。

そのころのことに話を戻すと、私には出来ないことがいろいろありました。たとえば、一人でエレベーターに乗れなかったし、誰かと一緒でもあまり好きではありませんでした。家から出かけなければならなくなると、いつもパニック発作を起こしていました。原因もわからず突然パニック発作が起こることもありました。お店にいるときや、運転しているときにも起こったりするのです。どこかに座っているときに起こったこともありました。本当のところ、そのころの私の生活はまさに大きなパニック発作といったようすでした。たとえ何をしていようと、パニック発作は起こるのだと思っていました。私は働きに行くことができなかったのです。そして今、私は毎日フルタイムで、自分のビジネスのために働いています。今やっているようなことができるようになるなんて、考えたこともありませんでした。人生がまるごと違うものになってしまったようなものです。私はまさに自由です。何かに引き止められるような感じはありません。私は前進したいと思い、進んでいきます。パニック発作について考えることもたまにありますが——とにかく私の人生にそれだけ長く存在していたのですから——でも、そのせいで立ち止まったりはしません。

イヴォンヌの物語

二十歳になるまで、私はずっと一種「パニック型」の人間でしたが、でも実際にそれで悩んだことはありませんでした。パニック発作はありませんでしたが、母親と離れて家から二、三日出かけることになると知ると、本当にパニックに陥る傾向がありました。そのことでひどく神経質になったものです。ただ、そういう状態になるのがいやだったので、家を数日離れるようなことは避けていました。十代の終わりごろになって、状況は少しだけ改善し、私は結婚しました。結婚して四年たって赤ちゃんを産みたいと思いました。パニック発作が本当に始まったのはそのころです。

妊娠する前に、私は厳しいダイエットを始めました。太りすぎていたわけではなかったのですが、体重を落とす必要があるような気がしたのです。妊娠期間中に体重がぐんと増えることはわかっていましたし、飛行船みたいになるのがいやだったのです。一日じゅう、何も食べないというやり方で体重を減らしました。カフェイン抜きコーヒーをポットに二、三杯、それに低カロリーの炭酸飲料を大量に飲む以外、ものを食べなかったのです。午後六時に一回だけ食事をしました。一日じゅう文字どおり飢えていて、一度の食事で「ドカ食い」したのです。その期間中にほぼ九キロ減りましたが、新陳代謝がめちゃくちゃになって、一日に七百キロカロリー以上食べると太るようになったのです。

ちょうど同じころ母が悲劇的な事故で亡くなりました。母はずっと私の「強い指導者」でしたし、家族全員にとってたいへんつらいことでした。いったいどうやって切り抜けられたのかわかりません。末の弟は当時十二歳でした。私はもう結婚していたので、弟を引き取ることにしました。そのときは気づかなかったのですが、これがもう一つの大きなストレスになったのです。当時、私は働いていたのですが、上司に昇進に興味がないかと打診されました。それには学校に通う必要があるとのことでした。私はイエスと答えました。だって、本当に大昇進だったのです。でも、学ぶべきことが山のようにありました！　仕事で絶えずプレッシャーを抱えながら、学校にも通ったのです。夫は変則勤務で働いていたので、あまり助けてくれませんでした。それで結局、私はフルタイムの仕事を三つ持つことになりました。会社、学校、そして家事！　しかもろくに食べずにお腹をすかせたまま、そんなふうに身体をいじめることでパニック発作の起きる環境を準備していたのです。

やがて妊娠して、娘が産まれました（妊娠中、体重は七キロほどしか増えませんでした）。でも、娘はよくいる「気むずかしい」赤ん坊の一人で、どこも悪くないのに泣いてばかりいました。機嫌のいい赤ちゃんではなかったのです。果てしなく泣きつづけるため、私はいらいらしていました！　六週間後には仕事に復帰することになっていたからです。ようやく職場復帰して数カ月後、初めて本物のひどいパニック発作を起こしました。

同僚とランチに出かけたときのことです。私たちはレストランのボックス席に座っていました。だれかが共通の友人のことを話題にしたのですが、なんでもその人がノイローゼになったというのです。それで私はすっかり取り乱してしまったのです！　心臓がドキドキしだして、気を失いそうになり、今にも死にそうな感覚に襲われました。自分自身がノイローゼなのではないかと疑いはじめていたもので、過剰反応したのです。何もかもこなしながら本当にハードな時期を過ごしていたのですから。

でも、パスグループに加わって事態は劇的に好転しました。私は正しい食生活をするようになりました。運動と適切な食事を組み合わせると、必要なら体重を落とせるのがわかりました。ホッとしました。どこが悪かったのかやっとわかったのです。いちばん怖かったのは「ノイローゼ」という言葉だったのだと思います。自分の身に何が起きるか、ありとあらゆる想像を巡らせたものです。私は精神病院に入るのだろうか？　赤ん坊はどうなるのだろう？　でも、私はようやく「だからどうだっていうの？」という姿勢を身につけました。「もしそうなったらどうしよう」という気持ちを「だからどうだっていうの？」に切り換えたことが、私にとって大きな救いになったと思います。それに、とにかく事態はそれほど悪くないのだと気づきました。この新しい心の持ち方のおかげで、生活の中のプレッシャーもいくらか減らすことができました。

三カ月間のカウンセリングプログラムが終わるころ、大惨事が起こりました。それまでに、私はずいぶんよくなったと感じ、多くのことができるようになっていました。行きたいところへは、ほとんどどこへでも行けました。そんなある日、仕事に行こうとしていたとき、カーラジオで勤務先の鉱山会社で事故があったと聞いたのです。坑内で火災が発生し、大勢の鉱夫が地下に閉じ込められているというのです！　彼らが生きているのかどうか、その時点では不明でした。私が職場に着いたときには、もちろんだれも仕事どころではありませんでした。必死の救出作業が続けられていました。私は電話の応対とコンピュータを受け持つことになりました。救出作業は何日も続きました。閉じ込められた人たちの家族がオフィスにいて、ニュースを待って座っていました。必死の救出作業が続けられていました。私は電話の応対とコンピュータを受け持つことになりました。救出作業は何日も続きました。ほぼ二十四時間オフィスにいたこともありました（私は思いました。ああ、これで本当に私はめちゃくちゃになるだろう。もう神経がやられている上に、今度は人の死や悲嘆に暮れる家族などに直面しているのだ）。自分にそれができることを知らなかったのです。でも、できました。私は人の役に立つことができたのです。

どこにそんな力があったかですって？　自分のことや、自分が経験していること、切り抜けようとしていることばかり考えていないで、ほかの人のことに夢中になり、役立っていると、必要な力を得られるのだとわかりました。このことはたいへん貴重な教訓になりました。

テリーの物語

パニック発作が起こるようになったのは一年ほど前からです。車のなかで、そのころ私の人生に起こっていたあらゆることについて考えていたときでした。医者が私の脳に嚢胞《のうほう》を見つけたのです。夫は具合が悪かったし、祖母がちょうど亡くなったところでした。それで私は、病気と人の死について考えていたのでした。

これまででいちばんひどいパニック発作は、ある日、車で仕事から帰るときに起こりました。その日、夫がB型肝炎だったとわかったので、そのことを考えていました。すると、身体に震えが来たのです。私はどこだかわからない場所にいました。まわりの家や店はすべて消え、私は自分だけの小さな世界に一人ぼっちでいました。それはとても恐ろしい感覚でした。

そのことがあって医者に行きました。医者は薬をくれましたが、かえって具合が悪くなりました。それで、精神分析医のところに回されました。精神分析医はまた別の薬をくれました。その薬を飲むと、最初よりもずっと不安な気持ちになりました。それから精神科医にかかるようになったんです。ある日、彼から読んでごらんと本を渡されたのですが、それが『パニック障害からの快復』でした。そして私は電話でのカウンセリングを受け始めました。

私はすぐによりよい食事をするようになり、運動も始めました。毎日リラクゼーションテープを聞きました。いちばん助けになったのは、自分に向ける言葉を変えたことです。というのは、パニック障害のせいで、私は悪いことを考える習慣をいくつも作ってしまっていたからです。私はパニック発作のことを考えないでおこうと一生懸命努力してきました。そうしないと、こう考えてしまいます。「あんなに人がいて、あんなに信号があって――ああ、パニック発作が起こりそうだわ」。また運転をするようになって、赤信号に変わるたびにこう考えるのです。「もしパニック発作が起こりそうになって、車から逃げ出さなければならなくなったら……」。でも、今はそんなことは考えません。過剰反応するのではなく、気にしないようにすることを学んだのです。

プログラムを始めて最初にできるようになったのは、再び車を運転することです。新しく就いた仕事に行かなければならなかったので――以前の仕事は車の中で恐ろしいパニック発作を起こしたあとで辞めました――自分で車を運転できるようになったことは大きな成果でした。もうひとつの大きな成功は、新しく就いた仕事で、会議に出席できるようになったことです。以前、調子の悪い時期には、大勢の人がまわりにいると必ずパニック発作を起こしそうになっていました。会議の時には部屋の中にとてもたくさんの人がいましたが、落ち着きを失うことはありませんでした。一度もパニック発作のことを考えませんでした。私にとってのもうひとつの大冒険は、母に会いに車で出かけられるようになったことです。楽に旅ができるようにするために、また私を目的地まで連れて行くための「ニンジン」として、カウンセラーは母へのちょっとしたプレゼントを持っていくことと、母にも何か私を驚かせるようなことを用意してもらうことを勧めてくれました。それでその旅行も大成功に終わりました。私たちは素晴らしい時間を過ごしました（私は母にピンブローチを贈り、母からはお祝いのお金をもらいました）。

ほかにもいいニュースがあります。最近ＭＲＩ検査を受けたのですが、私の脳にある一センチメートルの嚢胞が大きくなっていないことがわかりました。医者は今では、生まれたときからあったもので、もう大きくならないだろうと考えています。でも、毎年一回検査をして経過を見るようにしていきます。他はすべて――血液検査も甲状腺もそれ以外も――良好でした。夫もすごくよくなっています。二カ月前、彼は交通事故に遭ったのですが、今では元気です。あれは恐ろしい瞬間でした――事故の知らせを聞き、自分一人で病院まで行かなければならなかったのです。ありがたいことにうまくいきました。

プログラムを始めてから、一度だけパニック発作を起こしたことがあります。その週は六十時間働いたので、ストレスで疲れきっていました。正しい食生活も運動もしていませんでした。すべてを完ぺきに仕上げようとしていたからです。パニック発作が起こってからやっとそのことに気が付きました。それが危険信号だと思ったので、健康的な生活習慣をまた始めました。今はすべてがうまくいっています。

プログラムを始める前はできなかったけど今はできるようになったことは何でしょう？　私は自分一人で家にいることができます。以前は、五分間でも一人で家にいることができませんでした。二週間前、夫が出張で家を空けなければならなかったのですが、家に帰って一人でいることができました。何の問題もありません。

プログラムを始めてから、とてもたくさんのことを学びました。自分のことをどうやってケアするのか、自分のまわりで起こっていることをあまり心配しないようにするにはどうしたらいいか。自分に向けて言うのによい言葉も学びました。今はいつもそれを全部やっています。神とのつながりを感じられるので、お祈りは大事だと思っています。パニック障害になったことで、わかったことがあります。人生を楽しんでいるのなら、どうしてそんなに心配するのでしょう？　いつまでこの世界にいられるのか誰にもわからないのだから、その間に幸せに過ごすことはとても大切なことです。

ララの物語

大学を卒業する直前に初めてパニック発作を起こしました。そのときは、それが何なのかわかりませんでした。大学から帰ってその足で就職面接に出かけることになったのですが、面接に行く電車の中でパニック発作が起きたのです。このときのは本当にひどい発作でした。たまたまその日、町に用事のあった妹が一緒だったのですが、あんまりひどい発作だったので妹が運転士に私のことを伝えて、電車は引き返して近くの駅で降ろしてくれました。恐ろしい経験でした。それからは電車で出かけるのをやめました。その後、買い物に行くといったちょっとしたことでパニック発作を起こすようになり、それさえやめました。いつしか家に閉じこもるようになりました。「もしそうなったらどうしよう」という気持ちが雪だるま式にふくらんで、不安で頭がおかしくなりそうでした。私は母さえ外出させまいとするようになったのです。私には母が「頼り」だったからです。家族にとって、恐ろしい時期でした。

六週間ぐらいたって、母が専門家に助言を求め、私が外出するのを助けてくれるようになりました。少しずつですが、私はもう一度努力を始めました。友人たちに電話をしました。私は仕事をしていなかったので、セラピストのところに通い、自分のやるべきことをできるかぎりやっていました。

数カ月後、私の誕生日のことでした。「当時の」ボーイフレンドがプレゼントを持ってきてくれました。それがこの本だったのです。パラパラとめくり、最後に体験談が載っているのを見て、そこから読みはじめました。とても感動しました。彼らの中に私自身を見たからです。さっそくパスグループに電話をかけました。電話相談を受けたくてたまらなかったのです。私は生活を大きく変えると同時に、難しいと感じていたことを全部やりはじめました。本当にパニック発作から自由になりたくてしかたがなかったからです。過敏性を弱めるために、わざとパニックを引き起こすような状況に身をおくようにしはじめました。

生涯忘れられないこんな体験があります。電車に乗る、ニューヨークに行く、そして大勢の人に囲まれた場所にいるという、私の最大の恐怖のうち三つを含んでいる体験でした。妹と親友と一緒に、ブロードウェイのショーを見にいきました。そのあと、私たちはマンハッタンの山の手のほうまで行くことになっていました。タクシーに乗っても、歩いてもよかったのです。でも、私はどうしても地下鉄に乗りたい、しかも、パニック発作が襲ってくると感じたら次の駅で降りられる普通電車ではなく、降りたくても降りられない急行に乗りたいと言い張りました。駅で、急行電車の開いたドアの内側に立って、ホームの反対側に停まっている普通電車とその開いたドアを見ていたのをはっきりと覚えています。ホームを横切って普通電車に乗るのは簡単でした。友人と妹に「普通に乗りましょうよ」と言われても聞き入れませんでした。「絶対にダメ。急行に乗っていくのよ」。二人は「大丈夫？　大丈夫？」と何度も聞きましたが、私は言い張りました。急行に乗ったままでいようと決心したのです。長いあいだパニック発作が起きる可能性のある場所をいっさい避けていた私がそんなことをするのは、自分でも驚きでした。でも、それが恐怖に立ち向かう大きなチャンスだとわかっていたのです。なんと言っても、親友と妹が一緒にいるのですから。私はそのときその場でそれをしなければならなかったのです。

とにかく、そのあと、私は有頂天でした。もううれしくてたまりませんでした。あんなに難しかったことを、やってのけたのです！

今どうしているかをかいつまんで言えば、パニック発作から完全に解放されてほぼ四年になります。自宅マンションを持っています。外出も、旅行も、なんでもします。少し前には全国横断のドライブもしたんですよ。前とちがうのは、本当に身体を大切にしていることです。身体の要求に耳を傾けています。お腹がすいたら食べ、定期的に運動しています。疲れたらすぐに休んで、過労になるようなことはしません。とても良好な社会生活を送っています。ステキなボーイフレンドがいます。フルタイムで働いています。とてもおもしろい仕事なんです。病院の救急治療室で働いているんです。毎日片道一時間かけて通勤しています。おもしろいのは、こういう混乱した雰囲気の場所で働いているのに、全然恐怖を感じないことです。事実、事故やその他いろいろなことで、パニック状態でおびえている人々がひっきりなしにやってきますが、この私が彼らをなだめて、落ち着かせているんですよ！

私の体験をこの本に寄せることができてとても光栄に思います。激しい恐怖に襲われるとはどういうものか知っているからこそ、そこから脱出する方法があることをみなさんに知っていただきたいからです。パニック発作は永遠に続くものではありません。正しい取り組み方をすれば、快復できます！

メアリーの物語

私は何年もの間、パニック発作を起こしてきました。それは二十代のころに始まりましたが、その当時の医者にはパニック障害についての知識がありませんでした。「神経過敏になっているだけです」と言い、フェノバルビタール（催眠剤、鎮痛剤、抗てんかん剤。商品名はルミナール、フェノバールなど）を少しくれました。そのころはそれしか出せる薬がなかったのです。でもあまり役には立ちませんでしたし、飲みつづけようと思いませんでした。私は看護師なので、それがバルビツール酸系の薬で習慣性があると知っていたからです。とにかく、私はときどきパニック発作を起こしながらも、薬を飲まずに何とかやっていました。パニック発作を起こすことで、決まりの悪い思いをしていました。パニック発作についてだれかに話そうとしても、実際のところ、その話題を避けて通ってしまい、何のことを話しているのか理解してもらえなかったのです。友人たちは力になろうとしてくれましたが、彼らにはわかってもらえませんでした。

私の夫は長いあいだ患った後で亡くなりました。とてもストレスの多い状況だったので、パニック発作がまた、それも激しい形であらわれました。精神分析医のところに行くと、厚生施設に一週間行くようにアドバイスされました。自分に合っているとは思えなかったので、そうする気にはなれませんでした。できる範囲で「どうにかやって」いました。でも、夫が亡くなると、一人ぼっちだと感じました。私はとても広い家を持っていて、そこに一人で住んでいました。確かに、古くからの友達がいたし、とてもいい人たちでしたが、それでも孤独でした。息子が西海岸に住んでいて、私に家を売って近くに引っ越してきてほしいと言いました。そうしたい気持ちが強かったのですが、一方で、住み慣れた町で慣れ親しんだ友達と一緒にいたいという気持ちもあったのです。そのため、その時期は私にとって心の痛むものとなり、症状は十倍も強くなりました。

そのころ、パスグループのことを知ったのです。看護師向けの雑誌に記事が載っていたので、プログラムに参加しました。話をする相手が、私の抱える問題を理解してもらえそうな話し相手が見つかったのです。私を担当したカウンセラーのシャーリーが話してくれたことが、支えになりました。自分のことを一人ぼっちだと思わずに、むしろ自分は自分自身であり自分の主人だと考えるようにしなさい、そう言ったのです。そういうふうに見方を変えることがとても役に立ちました。おかげで自分の中にどれだけの力があるのかわかりました。シャーリーはほかにも、自分も新しい町に引っ越したこと、新しい友人ができたこと、地域のつきあいもうまくいっていることを話してくれました。それを聞いて、よりよい未来への一歩として、引越しをする可能性について考え始めました。とにかく、その気になるとすぐに（その年の冬はインフルエンザにかかりました）、息子の家族に会いにいくことにしました。息子のところで素敵な時間を過ごした後、息子が家まで送ってきてくれました。友達に温かく迎えられ、とても幸せでした。

それから、いくつか理由があったのですが、引越しをすることに決めました。新しい町に移ったら高齢者センターに行くようにとシャーリーが勧めてくれたので、そのとおりにしました。最初は心配で場違いな気がしました。でも、センターの運営者がとても親切な人で、あちこち案内してみんなに紹介してくれました。みんな満足そうだったので、仲間に入りました。とてもうまくいきました。私は手芸をしますが、そこではみんなも工芸品を作っていました。作ったものを売って、そのお金で旅行に行くのです。私はそこに来ている人たちが好きになり、グループにもっとかかわるようになりました。それから教会にも興味を引かれました。ほかの高齢者グループのことも耳にしました。そこでは週に一回、持ち寄りの夕食会を開いていたので、私も参加しました。私はどこのクラブでも積極的に活動しているので、いいお付き合いをしています。息子夫婦や孫にも会いにいきますし、元の町にも友達がいて最近も会いに行ってきました。私はとても恵まれていると思っているし、今の生活に満足しています。

これは、新しい土地に引っ越すときにはとてもいいやり方だとわかりました。参加できるクラブを見つければ、そこで友達を作ることができます。でも、前向きな気持ちでいることが大切です。私は自分にむかってこう言いつづけました。「がんばって。あなたのためになるんだから」。そうしたら、その通りになったんです。

高齢者に特に役に立つと私が思っているのは、ペットを飼うことです。ペットはなついてくるし、世話をしなければなりません。だから、いつも自分のことばかり考えたりしなくなります。うちでは犬を三匹飼っていますが、うちに来る前は虐待され、世話もされていませんでした。私が世話をして健康を取り戻したので、いまでは元気に過ごしていて私を楽しませてくれます。

スーザンの物語

私は何年もパニック発作に苦しんできました。発作はところかまわず襲ってくるように思えました。仕事中にも突然、だしぬけに恐ろしい感覚、抑えきれないほどのパニック感に襲われるのです。パニック発作と戦う（あるいはただ一日を切り抜けようとする）だけで、たいへんなエネルギーを消耗しました。それでも、私は無理にでも動かないと、恐怖に生活を支配されて、そのうち家から出られなくなるだろうとわかっていました。そんなことがいやなのははっきりしていたので、恐怖におののきながらもあちこち出かけたものです。

　私はずっと答えを探しつづけてきました。いつも知りたいと思っていたのです。何が原因でパニック発作が起きるのか？　それがわかれば何かできるのではないかと感じていたからです。

　そしてようやく答えを見つけました。偶然、ウィークス博士の本に出会ったのです。その本にはこんなことが書いてありました。パニック発作と戦ってはいけない、「いったい私はどうしたというの」というような、よけいな恐怖をつけ加えてはいけない、と。ストレスがあったり、体調が悪かったりすると、パニック発作を起こすことがあるのを知りました。パスプログラムを始めてみて、初めて自分の食生活がパニック発作に影響していることを知りました。

　私の食生活はひどいものでした。でも当時聞かれていたら、「あら、ちゃんと食べているわよ」と答えていたでしょう。朝は通勤途中にドーナツを一個食べ、コーヒーを二、三杯飲んでいました。十時ごろには力が出なくなってフラフラしてくるので、ドーナツをもう一個とたいていコーラをとっていたものです。夕食には、肉とポテト、それにいつもカロリーの高いこってりしたデザートを食べていました。あのころ、なぜかわからないけれど、太らなかったのです。そんなわけで、いったん食生活を正しいものにして、分別をもって規則正しく食べるようにすると、感じ方に大きなちがいが出てきました。

　私はたまたま認知心理学の授業を受けていたのですが、そのおかげでパニック発作の一因になっていた間違った考え方がはっきりわかりました。たとえば、何かをしなければならないとき、私は常に災いを予想していたのです。最初に頭に浮かぶのは「パニック発作を起こしたらどうしよう？　こうなったら、ああなったらどうしよう？」でした。心理学のクラスでは「なるほど」と思うことが山ほどありました。たとえば「しなければならないこと」と、私たちの大部分が受けた「みっともない」というしつけについて話し合ったときのことです。そのときに得た大切な教訓は、あるがままの自分を受け入れるということです。完璧でない自分を許すのです。完璧でなくても落伍者ではないのだ、と認めるようになりました。

それまでは、パニック発作を起こすことをずっと恥じていました。そんなものを抱えているのを周囲に知られないようにするのに、たいへんな労力を費やしていました。でも、自分の置かれた状況を別の観点から見るようになったのです。パニック発作を恥じるより、むしろ普通の生活を送ってきたのを喜んでいいのだ、と気がついたのです。結婚もした。すばらしい子どもを三人も育てた。美術の学士号を取るために学校にも戻った。パニック発作にもかかわらず、私は多くのことをしている、と。

そうして少しずつ、快復に向かいました。生活と、考え方を変えて、ついにパニック発作を克服したのです。実際、発作を起こしていたころを思い出すのも難しいぐらいです。他人事のように感じます。

今はどうか、ですって？　絶好調です！　働いています。すばらしい仕事です（数年前から続けています）。所属している組織の教育事業を任されています。仕事の一環として、生徒たちや、婦人団体などとよく話をします。それが大好きなんです。とてもしあわせで、だから今ではおもしろくてステキなことがいっぱいできるんです。パニック人間だった自分は考えられなくなりました。

シャーリー・スウィードの物語

私の話もほかの多くの人々とさほど変わらないと思います。私は何年ものあいだ、パニック発作を起こしていました。それはどこからともなく現れたようでした（私にはそう思えたのです）。三十代になって悪化しました。そのころ、私はひどく神経質になっていて、とても心配しました。医者に行っても、どこも悪いところは見つかりませんでした。でも、ひとつだけ言っておきますと、私の場合は家から出られないようなことにはなりませんでした。地下鉄で、通りで、それにレストランで、何度もパニック発作を起こしました。でも私は外出しつづけました。出かけないことは一度もありませんでした。とはいえ、どうしても玄関のドアを開けられなかった日も、たまにはありました。

パニック発作に加えて、私には恐怖症がたくさんありました。子ども時代からのものもあれば、もっとあとから出てきたものもありました。時期によって、怖いものはさまざまでした。高いところ、人込み、犬、クモ、エスカレーター、運転、飛行機、人前で話すこと……何もかもです。でも、うれしい報告があります。万歳！　私は全部克服しました！

どうやって？　たとえばエスカレーター恐怖症といったものは、単にこう考えることで打ち勝ちました。「ほら、みんながやってることじゃない。私も試してみよう」。エスカレーターでは、降りるのが間に合わずに、足が機械に挟まれてしまうのではないかと怖かったのです。でもやってみて、無事にそれができることがわかりました。クモ恐怖症を克服したのは、娘に『シャーロットのおくりもの』というクモが登場する物語を読んでやってからです。恐怖症のいくつか（運転や飛行機）は、克服するのがもっとたいへんでしたが、結局はやっつけました。そしてその過程で、私は恐怖症についておもしろいことを発見しました。それは勇気は勇気を生むということです。ある領域で養った勇気は、別の領域にも引き継がれるのです。

私はどうやってパニック発作から快復したのでしょう？

そう、比較的短期間のうちに多くのことが同時に起こりました。もっとも、ずっとあとになるまで、そうした出来事を関連づけたり、それらがパニック発作と関係があると考えたりしたことはありませんでしたが。私は看護学校に通っていたのですが、そのときの栄養学の授業が知識を与えてくれて、食生活を大きく変える動機になりました。ハンサムな先生について運動プログラムを始めました。彼は私の全身をチェックして、筋肉がたるみすぎていると言ったのです。どんなにばつが悪かったか！　ちょうどそのころ、歯医者が私にリラックスする方法を教えてくれて、歯の治療を受けられたのです。

そのときはわからなかったのですが、もう一つ関係のある出来事に遭遇しました。ある日、図書館にいると、別室で何かの講演をやっていました。手を休めて聞き耳を立てると、講師がこう話しているのが聞こえたのです。人生にはさまざまな選択の余地がある。周囲の状況が人の反応を決定するのではなく、むしろ、私たちが出来事をどう解釈するかで反応が決まってくるのだ、と。目からうろこが落ちました！　その言葉を初めて耳にしたときの興奮は、今でも覚えています。私に新しい可能性を開いてくれるように思えたからです。それまでは、いやなことが起こったり、だれかに好かれなかったりすると、否定的に反応したり、不幸になったりするのも当然だと思っていました。そういうのは当たり前で、選択の余地などないと信じていたのです。

しばらくして、自分に驚くべきことが起こっているのに気づきました。激しい神経の高ぶりが治まり、あんなに長いあいだ私を悩ませていたパニック発作を起こす回数が減ったように思えたのです。私は学校やその他のことに没頭していて、ずいぶん気分がよくなっていました。それでも心の底では、パニック発作のことを考えていました。あれはどういう種類の病気なんだろう？　パニック発作っていったい何を意味しているのだろう？　また猛烈な勢いでぶり返すことがあるのだろうか？

ある晩、ベッドの準備をしながらラジオをつけると、だれかがパニック発作についてひどく生々しい説明をしているのが聞こえてきました。信じられませんでした！　ラジオに出演しているその人物は私、、、のことを話しているのです。それがオーストラリアから来たクレア・ウィークス博士でした。本のキャンペーンでアメリカに来ていたのです。その翌日に私は彼女の本を買い求め、それまで欠けていた答えを見つけました。パニック発作はよくあることだ、と博士は書いていました。危険なものではない、命を脅かすものではない、生命の危険を伴う病気の徴候ではない、と。

ヒュー！　そういうことなら、どうして心配することがあるの？　そう思ったことが本当の快復の始まりでした。それからまもなく、私はパニック発作と恐怖症に打ち勝った自分の経験を生かしたいと、心から思うようになりました。ああしたマイナスをすべてプラスに変えたかったのです。一九八一年に私はパスグループ株式会社を設立しました。それ以来ずっとこの組織に携わっています。

今思い返すと、私はパニック発作を抱えていたことを残念だとは思っていません。実際のところ、発作を経験してよかったと思っています。というのも、快復の過程で、私はより健康でしあわせな人生を送るにはどうしたらいいか、非常に貴重な教訓をいくつか学んだからです。そしてこれほど多くの人々を助けることができるのは、私にとって大きな喜びとなっています。

解説　心と体への自信をとりもどそう

ひまわりクリニック　森津純子

本書のプログラムは、私自身の診療経験と照らし合わせてみても、非常に有効な方法と思われる。本書の特に優れている点は、人の助けを上手に借りながらも、基本的には「自分自身の力」で問題に向き合うよう指導している点、そして、心と体、両サイドからアプローチしている点だ。

また、さりげないエピソードのそこここには、パニック障害を乗り越えるための重要なエッセンスが盛り込まれており、本書がまさに体験の中から綴られたことを物語っている。同病に苦しむ人には、共感と癒しをもたらしてくれる良書であろう。

ところで、「パニック障害」は、なかなか治りにくい心の病と思われている。しかし、「問題が起こったときに、「パニックという反応」を選ぶ心の癖を持っている」と捉えると、案外乗り越えやすいように思う。

こう考えると、「問題が起こったときに、「パニック」以外の反応を選ぶ癖をつける」か、「問題を上手に避けるコツを身につける」ならば、もう、パニック障害は「卒業」できる。

本書では、「問題（第一の恐怖）を避ける最大の方法」として、「問題を引き起こし難い、安定した体作り」の重要性を説き、適当な食事、リラクゼーション、運動、生活の中のストレス軽減などを奨めている。

こうした方法を常日頃から心がけることは大切だが、「問題を完全にコントロールしよう」とし過ぎると、失敗しやすい。なぜなら、問題（第一の恐怖）には、「自分以外の要因」が絡むことが多く、「完全にはコントロールできない」からだ。そのため、「問題が起こること」には、ある程度、身を任せる勇気が必要だ。このことを知らないと、パニックは長引くことになる。

「問題が起こること」は、完全にはコントロールできない。だが、「起こったことに対して、どういう反応を選ぶか」は、「一〇〇％コントロールできる」可能性がある。なぜなら、「反応を選ぶのは、常に自分」だからだ。つまり、「問題を完璧に起こらないようにすること」より、「自分が「楽だ」と感じる反応を完璧に選ぶこと」を習得する方が、パニック脱出の早道というわけだ。

ちなみに、問題が起こった時に、パニック以外のどんな反応を選べばよいかについては、「大変なことになった、と小人が肩で叫んでいると想像する」「勇敢な人間になったと想像する」「自分の中の「恐怖で震えている子供」を優しく抱きしめてあげる」など、本書にたくさんの事例が挙げられている。こうした事例を参考に、勇気を持って、今までと違う反応を選ぶ訓練をすれば、「パニック障害」は卒業である。

でも、できることなら「パニック障害」は、最初の段階で予防したい。そのためには、本書にあるように、最初に問題が起こったときの対応が肝心だ。

問題が起こったとき、

「体調が悪ければ、誰にでもこういうことは起こる。安心して、ゆっくり休めば繰り返さない」と思えれば、「第一の恐怖」で終わり、「第二の恐怖」は発生しない。

ところが、「第一の恐怖」が起こったとき、「自分、周りの人、医師……」など、誰かが大騒ぎして、「パニック」を起こすと、そのショックで「第二の恐怖」が条件付けられる。一度条件付けられると、同じ繰り返しが起こり、「私はおかしい。ダメだ」と思いこむ。さらに、医師から「あなたが心を強く持たないから治らない」と追い討ちをかけられ、医者、薬物、周囲の人々といった「自分以外の力」に、解決を全面的に依存するようになる。こうして、自分の体と心に自信が持てなくなり、症状を悪化させていくのである。

本書のプログラムは、失ってしまった「自分の心と体への自信」を取り戻す訓練法でもある。

しかしながら、本書に限らず「万人に合う方法」というものは存在しない。

「実行してみたけれど、自分には合わない。自分には別の方法が合うような気がする」と思うときには、迷わず、自分自身の心に従って欲しい。

実は、自分の心の奥底の声を大切にすることこそが、真に、自分に自信を持つ第一歩なのである。

【著者・訳者・監修者の紹介】

シャーリー・スウィード

パニック障害に苦しむ人たちのために電話でカウンセリングをおこなうアメリカの団体、「パスグループ」の創設者。自分自身もパニック障害に長年苦しんだ末に快復した経験から、生活習慣の改善により快復をめざす「7ステップの快復プログラム」をあみだし、1987年に本書を書いて広く紹介している。

シーモア・シェパード・ジャフ

医学博士。現在は現役をしりぞいている。元・アメリカ行動医学会クリニカルメンバー。

香川由利子

翻訳家。関西学院大学文学部卒業、京都大学大学院修士課程修了。訳書にブリジット・オベール著『森の死神』、ヤスミナ・カドラ著『カブールの燕たち』、タハール・ベン・ジェルーン著『出てゆく』、ジャック・ミリエズ著『人類博物館の死体』（以上、早川書房刊）、ジャック・リュケ作『きつねと私の12か月』（エクスナレッジ刊）ほか多数。

森津純子

ホスピス医、心療内科医。1988年筑波大学医学専門学群卒業。東京都立墨東病院、昭和大学病院などを経て、28歳で長岡西病院ビーハラ病棟（ホスピス）医長に就任。95年、母のがん発病に伴い東京に戻る。97年5月に独立開業し、医療相談とカウンセリング専門の診療所「ひまわりクリニック」を設立（その後、カウンセリングルーム「ひまわりの部屋」に移行）。著書に『家族が「がん」になったとき真っ先に読む本』（ＫＫベストセラーズ）、『母を看取るすべての人へ』（朝日文庫）、『絶対しあわせに死ぬ方法』『こころに天使を育てる本』（筑摩書房）ほか多数。http://www.moritsu.jp/

パニック障害《しょうがい》からの快復《かいふく》
——こうすれば不安《ふあん》や恐怖《きょうふ》は改善《かいぜん》できる

2005年 3月10日 初版第1刷発行
2019年 5月25日 初版第7刷発行

著者——シャーリー・スウィード
シーモア・シェパード・ジャフ

訳者——香川由利子

監修者——森津純子

発行者——喜入冬子

発行所——株式会社筑摩書房
東京都台東区蔵前 2-5-3
郵便番号 111-8755
電話番号 03-5687-2601（代表）

装丁——岡田和子

印刷——明和印刷

製本——牧製本

ISBN 4-480-87748-7 C0011